KB047442

신화 속 의학 이야기

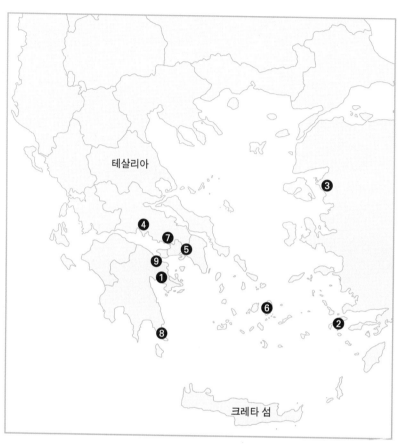

❶ 에피타우로스 　 **❷** 코스 섬 　 **❸** 페르가몬 　 **❹** 델포이(델피) 　 **❺** 아테네

❻ 낙소스 섬 　 **❼** 테베 　 **❽** 스파르타 　 **❾** 코린토스

〜〜〜 일러두기

(참) 참고 　 　 **(의)** 의학용어 　 　 **(그)** 그리스어 　 　 **(라)** 라틴어 　 　 **(영)** 영어

(아) 아랍어 　 　 **(스)** 스페인어 　 　 **(프)** 프랑스어 　 　 **(이)** 이탈리아어

신화 속
의학
이야기

박지욱 지음

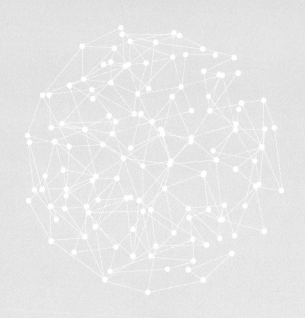

우리 모두는 허우적대며 세속적인 삶을 살고 있지만,
소수의 사람은 별을 바라볼 줄 안다.

– 오스카 와일드 –

　　7년 전『메디컬 오디세이』를 처음 내고서 몇 년 동안 독자들의 소감이 꾸준히 필자의 눈과 귀로 전해 왔다. 재미있다, 유익하다는 긍정적인 의견도 있었지만 어렵다, 지루하다는 의견도 있었다. 필자의 기대와 달리 많은 분들이 책을 어려워했다. 심지어는 주된 독자층으로 상정했던 의사들까지도.

　　하지만 의외로 이러한 이야기에 관심을 가진 독자들이 있었다. 그들은 여행을 가서 만난 그리스의 조각 속에서 고맙게도『메디컬 오디세이』를 기억했고 책의 내용에 더해 자신들이 병원에서 만난 자료를 덧붙였다. 어떤 독자는 의사들이 이상한 지팡이를 쓴다고 자신들의 의사에게 알려 주기도 했다. 그런저런 이야기를 통해 사람들은 과학 일관주의의 의학 속에 시나브로 숨어든 신화를 재발견하기 시작했다. 책을 쓴 보람이 있었다.

　　의학에 남겨진 신화의 유물을 발굴하고 해석하려는 필자의 시도는 그 나름의 중요한 성과도 얻었다. '대한의사협회'는 2012년에 협회의 휘장을 바꾸었다. 하지만 왜 잘 사용하던 휘장을 바꾸는지에 대한 설명이 없었고 당사자인 의사 회원들조차 그 변화에 대해 잘 모르고 관심도 없는 실정이다. 상징체계라는 것은 그 의미를 이해하지 못하면 아무것도 아니다. 아직 우리나라 의사들은 그럴 마음의 여유가 없는 것일까?

　　새 책이 나오게 된 7년 동안 의학 교육의 분위기가 많이 바뀌었다. 의학 교육 현장에서도 인문학 강의는 생소하지 않게 되었다. 필자가 주장했던 과학의 물을 빼고, 인간의 시선으로 의학을 보자는 생각이 이젠 생경하지 않아졌다. 그 변화에 『메디컬 오디세이』도 불쏘시개 역할을 했기를 바란다.

이런 소정의 성과도 얻었지만 그래도 제일 아쉬운 점은 학술서적이 아닌 이상 독자들이 흥미를 느끼지 못하고 어렵다고 생각하면 이 책은 세상에 나올 의미가 없다는 것이다. 컴퓨터의 어두운 하드 디스크 속에서 세상으로 나와 빛의 세례를 받고, 잉크라는 옷을 입어 세상에 책으로 나온 이상 독자를 위한 책이 되었어야 했다. 늘 아쉬움이 컸던 차에 7년 만에 출판사로부터 개정판 제의를 받았다.

7년이 지났다고 해서 신화가 뭐 크게 달라질 것은 없다. 하지만 첫 설렘으로 되돌아가 이번에는 더 잘 써보리라 마음을 먹고 새로 작업을 시작했다. 그동안 필자가 찍은 자료 사진을 자료로 많이 사용했고, 필자가 직접 구하기 힘든 사진들은 외국 여행을 나가는 지인들에게 부탁하여 많은 도움을 받았다. 덕분에 지면의 풍경이 많이 달라졌다.

전편에 등장했던 이야기들 중 의학과는 거리가 있는 이야기들은 제외했다. 그 자리에는 새로운 이야기들을 실었다. 그러다 보니 『메디컬 오디세이』와는 상당히 다른 책이 되었다(하지만 일부 내용은 중복이 된다).

하는 일이 환자 진료라 종일 답답한 진료실에서 갇힌 신세랄 수밖에 없는 필자는 이 글을 쓰고 자료를 모으고 책을 만들어나가는 시간만큼은 상상의 나래를 마음껏 펴고 무한한 시공간을 날아다닐 수 있었다. 그래서 10년이 넘는 작업이었지만 정말 행복했다고 고백한다.

이 책을 쓰는 데 최초의 영감을 준 아이작 아시모프(미국의 SF 작가이자 저술가)는 이런 말을 남겼단다.

"과학에서 새로운 발견을 알리는 가장 신나는 표현은 '유레카(찾았다)'가 아니라 '그것 재밌네'이다."

　　모쪼록 이 책의 독자들께서 '그것 참 재밌네' 하고 빙긋 웃으시길 저자로서 소망한다.

2014년 5월 제주에서
박지욱

차례

머리말 5

1 의사들의 지팡이

하우스 박사의 오류? 14

헤르메스의 지팡이, 카두세우스 18

히포크라테스 선서에 등장하는 아스클레피오스 21

아스클레피오스, 의술의 신 24

아스클레피온, 고대의 치료시설이자 휴양지 30

아스클레피오스의 지팡이, 성쇠盛衰의 역사 34

헤르메스의 지팡이인가 아스클레피오스의 지팡이 37

혼동된 지팡이: 미국의 영향과 카두세우스 40

오래된 한국의 카두세우스를 만나다 44

대한의사협회의 휘장 변천사 47

카두세우스는 의사의 상징? 50

죽은 이를 저승으로 안내하는 헤르메스 54

2 크레타의 미로 라비린토스

아폴론과 뱀 그리고 델포이의 신탁 60

흰 소를 사랑한 크레타의 미노스 왕, 그리고… 66

'소머리 인간' 미노타우로스, 라비린토스에 갇히다 70

영웅 테세우스, 아리아드네의 실타래를 따라 74

아리아드네의 당부: 우리 몸속의 라비린토스 78

이카로스의 비극과 미노스의 최후 85

잠과 꿈, 그리고 죽음 88

3 내 머릿속의 바윗돌

카오스에서 태어난 가스 96

다양한 가스 98

돌에서 나오는 기름 102

내 머릿속의 바윗돌 105

살라만드라와 석면 108

카드모스와 이타이이타이 병 111

헤르메스와 수은 117

우라노스에서 우라늄이 124

방사능과 퀴리 127

방사능에서 원자폭탄까지 132

4 하늘과 땅

가장 오래된 직업 138

맨 처음의 혼란 카오스Chaos 140

코스모스, 조화로운 삼라만상 143

대기의 신 아이테르에서 에테르가 147

하늘(O)uranos, 땅Gaea 150

우라노스와 가이아는 거인족을 낳고 155

둥글게 둥글게 160

티탄 이야기 167

크로노스와 시간 172

제우스와 뒤러 코드 178

하극상, 가문의 내력 182

아틀라스, 지도 책 185

머리를 이게 되다 191

5 오이디푸스의 비극 📋

오이디푸스 콤플렉스, 세 번의 신탁 196

엘렉트라 콤플렉스 203

정신병과 프쉬케 207

청춘의 여신 212

결혼의 신 휘메나이오스와 처녀막 215

해마와 암몬의 뿔 217

판과 쉬링스 222

나르키소스, 에코, 그리고 자아도취 228

저승 가는 길 234

아트로핀, 운명을 거스르다 237

오리온과 오줌 241

오리온과 광치료 245

진, 조짐, 오라, 후광 249

6 아프로디테의 허리띠 ⚥

아테나, 처녀 신 256

아프로디테, nice to 美醜! 263

아프로디테의 허리띠 268

헤르마프로디테와 하이브리드 272

아마존과 유방절제수술 276

7. 헤라의 젖 |＋|

헤라의 젖 282

물뱀 휘드라Hydra와 게Cancer 285

그리스 신화에 보이는 동성애 288

프로테우스, 변신의 귀재 292

메두사의 머리 296

사이렌의 비명 300

영웅의 이름 헤로인 304

카산드라의 예언 307

부록_ 그리스−로마 신들의 이름 대조표 311

감사의 말씀 313

참고문헌 316

찾아보기 318

영국의 영향을 받은 나라의 군대들은 전령의 신 헤르메스를 이용해 카두세우스를 '통신의 상징'으로 사용한다. 하지만 레이놀즈는 미군에서 '제대로 된 카두세우스'를 사용해 새로운 디자인을 만들었다.

광복이 되고 이 땅에 미군이 진주하자 미군의 오해도 태평양을 건너 이 땅에 고스란히 전파되었다. 그리고 한 세기 전에 미국에서 그랬던 것처럼 카두세우스를 '서양 의학의 상징'으로 이해했다.

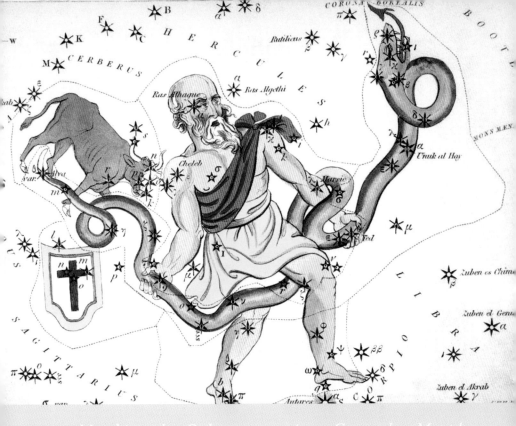

Medical Odyssey in Greek Myth

의사들의
지팡이

1

하우스 박사의 오류?

진료실에서 만난 젊은 환자였다. 아주 특이한 그림이 있는 옷을 입고 왔기에 그게 무슨 그림이냐고 물었다. 환자는 외려 이상하다는 듯 내게 되묻는다.

"이 그림, 의사의 상징 아닌가요?"

"…(아닌데), 누가 그러던가요?"

"미국 드라마 〈하우스〉에 나오던데요."

아하, 유명한 미국 의학 드라마 〈하우스House M.D.〉. 2004~2012년에 미국에서 방영되었고 우리나라에서도 방영되어 많은 시청자들의 사랑을 받았다. 필자도 몇 장면을 본 기억이 있다.

드라마는 질병을 귀신같이 찾아내는 하우스 박사의 활약상을 다루었는데, 시청자들은 한결같이 '의학계의 명탐정 셜록 홈스'를 보는 기분이란다. 그도 그럴 것이 이 드라마는 『명탐정 셜록 홈스』와 많이 닮았다. 주인공의 이름이 '하우스House'인 이유도 명탐정 홈스와 관련 있다. 홈스Holms의 발음이 '집'이란 의미의 home과 발음이 비슷하다고 house로 살짝 비틀어 지어서란다.

최근에 안 사실인데 『명탐정 셜록 홈스』의 작가인 코난 도일 경Sir Arthur

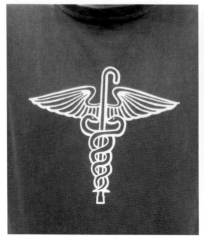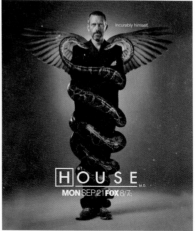

Ⅰ 카두세우스가 그려진 〈하우스〉 티셔츠. ⓒ박지욱
Ⅱ 미국의 의학 드라마 〈하우스〉.

Conan Doyle(1859~1930)도 의사다. 홈스의 친구이자 작중 화자인 존 왓슨 의사는
코난 도일 자신이 모델이고, 주인공인 홈스는 도일이 존경하던 스승인 에든
버러 의대의 조지프 벨Joseph Bell(1837~1911) 교수가 모델이다.

　벨 교수는 사물이나 사람을 관찰하고 유추해내는 능력이 뛰어났다. 처
음 보는 사람이라 해도 그 사람의 출신지, 직업, 생활환경 등을 척척 알아맞
히기도 했다. 그는 '신통력' 시범을 학생들에게 보여주는 것도 주저하지 않
았는데, 그 이유는 관찰력과 유추 능력─통합하면 추리력─이 의사가 가져야
할 정말 중요한 덕목이었기 때문이다. 도일은 학생 때 벨 교수에게 큰 감명
을 받아 나중에 자신이 쓴 소설 속에 스승의 캐릭터를 이용한 것이다.

　셜록 홈스가 의뢰인의 구두에 묻은 흙, 말투, 동작 등을 유심히 보고 그
가 어디서 왔고 여기에 왜 왔는지까지 척척 맞춘 것은 모두 벨 교수를 빼다

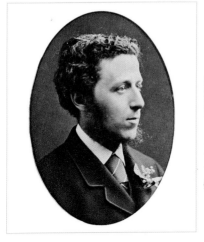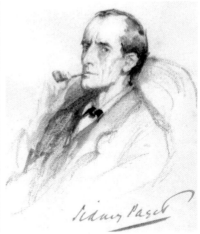

Ⅰ 조지프 벨.
Ⅱ 셜록 홈스(1904년 『주홍글씨』에 등장하는 삽화).

박았다. 벨 교수도 자신이 셜록 홈스의 모델이란 사실을 잘 알았고 늘 뿌듯
해했다는 후문이다.

다시 되돌아와서, 드라마 〈하우스〉에서 하우스 의사가 이 지팡이를 보
고 의사의 상징이라고 했을까? 필자는 그렇게 생각하지 않는다. 예리한 관
찰력의 소유자인 홈스, 아니 하우스라면 절대로 이 지팡이를 의학의 상징이
라고 말할 리 없다. 그런데 분명히 〈하우스〉에는 그렇게 나온다고? 만약 그
렇다면, 하우스가 실수한 것이다!

먼저 이 지팡이를 찬찬히 살펴보자. 흔한 지팡이에 뱀 두 마리가 서로
엇갈려 감아 올라간다. 지팡이의 위쪽에는 펼쳐진 날개 한 쌍이 붙어 있다.
이는 흔히 '카두세우스'라고 부르는 헤르메스의 지팡이다. 이름이 좀 어렵기
는 해도 어디선가 많이 본 것 같은데 어디서 보았을까?

병원, 구급차, 의사 단체, 그리고 군의무대軍醫務隊에서도 이 지팡이를 많이 보았다. 그렇다면 당연히 의사를 상징하는 지팡이 아닐까? 결론부터 말하지만 아니다! 하지만 이 지팡이의 주인이라 할 의사들은 이 지팡이의 정체에 대해 히포크라테스의 지팡이, 군의관 마크, 의학의 신의 상징 등등 해석이 분분하다. 의료계에서는 흔히 보는 지팡이라 눈에는 익었지만 누구 하나 제대로 설명을 해주는 사람이 없다 보니 각자 나름대로 해석을 갖다 붙인 탓이다. 자, 이제부터 이 지팡이의 정체를 알기 위해 그리스 신화 속으로 들어가 보자.

➕ 헤르메스의 지팡이 = 카두세우스*Caduceus* (라) = 케리케이온*Kerykeion* (그)

헤르메스의 지팡이,
카두세우스

　헤르메스Hermes는 제우스Zeus와 마이아Maia 여신 사이에서 태어났다. 어려서부터 머리가 잘 돌아갔고 재능도 많았다. 태어나던 날에 이미 거북 등껍데기로 리라Lyra, 竪琴라는 현악기를 발명했다. 그러고도 시간이 남아 아폴론의 소떼를 감쪽같이 훔쳤다. 이 사실을 안 아폴론이 노발대발하자 소를 돌려주며 사건을 조용히 무마하기 위해 리라를 선물로 건넬 정도였으니, 과연 영악하고 술수에 능했겠다.

　나중에 올림포스 12신에 속한 헤르메스는 제우스의 비서실장, 하데스의 저승사자, 양치기와 여행자들의 수호자, 상업과 교역의 수호신, 등등 이루 말할 수 없이 많은 일을 도맡았다. 그러다 보니 여기저기 쫓아다녀야 할 곳이 많아 모자에도, 샌들에도, 심지어는 지팡이에도 날개가 달렸다.

　이렇게 날개가 달린 모자, 샌들, 지팡이는 그리스어로 각각 페타소스Petasos, 탈라리아Talaria, 케리케이온Kerykeion이라 부른다. 특히 지팡이는 그냥 지팡이가 아니라 두 마리의 뱀이 감긴 특이한 지팡이다. 헤르메스가 싸우는 두 뱀 사이에 지팡이를 놓아 싸움을 말리자 뱀이 지팡이를 감아 올라와서 만들어졌다. 이 지팡이는 사람을 잠재우거나 깨우는 힘이 있어 최면장催眠杖이라고도 부른다. 이 책에서는 좀 더 익숙한 카두세우스로 통일해서 부르겠다.

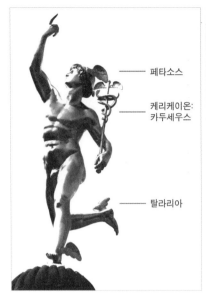
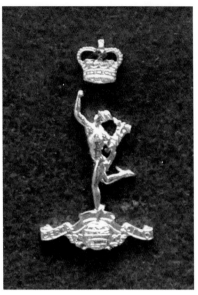

페타소스

케리케이온:
카두세우스

탈라리아

Ⅰ 헤르메스의 페타소스, 탈라리아, 카두세우스를 찾을 수 있다.
Ⅱ 영국 육군 통신부대Royal Corps of Signal 배지. 경남 사천 항공우주박물관. ©박지욱

✦ Kerykeion 케리케이온 ← *Keryx* (그) 전령

　헤르메스가 이렇게 여러 일을 맡다 보니 상업, 교역, 여행, 통역, 통신, 출판, 목축, 통신 등등의 직업적 선조나 수호신으로 기억되었다. 오늘날 우리는 다양한 직종에서 그의 이미지를 볼 수 있다.

　연금술alchemy에서도 헤르메스는 직업적인 선조로 여겨져 카두세우스는 연금술의 상징이 되었다. 연금술사들은 수은quicksilver을 아주 중요하게 생각했다. 영어로 수은/헤르메스를 뜻하는 'mercury'는 헤르메스의 로마식 명칭인 메르쿠리우스Mercurius에서 따온 이름이라 연금술과 헤르메스의 관계는

1. 의사들의 지팡이

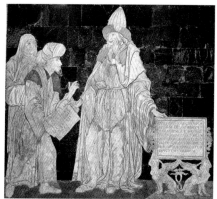
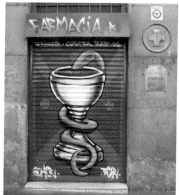
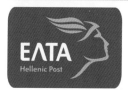

Ⅰ 연금술의 창시자로 추앙받는 헤르메스.
Ⅱ 뱀이 감긴 잔으로 상징되는 곳, 무엇을 파는 곳일까? 스페인 마드리드. ⓒ박지욱
Ⅲ 헤르메스의 얼굴을 도안한 그리스 우체국.

떼려야 뗄 수 없는 관계가 되었다. 실제로 연금술사들이 많이 다루었던 수
은은 르네상스 이후로 매독syphilis의 중요한 치료제로 사용되어 연금술은 의
약醫藥과도 깊은 인연을 가지게 되었다.

　그런데 카두세우스는 아스클레피오스의 지팡이와 상당히 비슷하게 생
겨 혼동이 생겼다. 그러면 아스클레피오스는 누굴까? 바로 '의술의 신'이다.
처음 듣는 이름이라고?

히포크라테스 선서에 등장하는
아스클레피오스

의사들이 윤리 규범으로 삼는〈히포크라테스 선서Oath of Hippocrates〉는 맹세를 바칠 신들의 이름으로 시작하는데, 그중 두 번째로 아스클레피오스 Askpios의 이름이 나온다.

히포크라테스 선서 *

나는 의술의 신 아폴론과 아스클레피오스, 건강의 여신 히기에이아, 파나케이아, 그리고 다른 모든 남신과 여신을 나의 증인으로 삼고서 맹세하나니, 이 선서와 서약을 내 능력과 판단에 의거하여 실천해나갈 것이다. 내 의술의 스승을 친부모와 똑같이 모셔서, 내 일생의 동반자로 삼으며, 그에게 금전적인 도움이 필요할 때에는 내가 지닌 것을 그와 나누고, 그의 가족을 내 친형제처럼 대하여 만약 그들이 의술을 배우고자 한다면 대가나 서약 없이 가르쳐, 의학적 가르침과 구두적 전승, 그리고 모든 다른 교훈들을 오로지 내 아들과 스승의 아들과 의사의 선서에 서약한 제자들에게 전해주며, 그 외에는 누구에게도 전해주지 않을 것이다.

* 자크 주아나, 『히포크라테스』(아침이슬, 2004)에서 옮김.

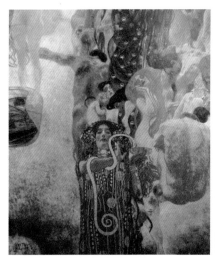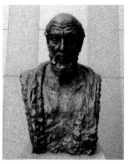

Ⅰ 클림트Gustav Klimt, 〈의학〉, 원본은 소실되었고 사진만 남아 있다. 빈Wien 레오폴트 미
술관. ⓒ신경진
Ⅱ 히포크라테스 흉상. 부산 동아대학교 구덕 캠퍼스. ⓒ박지욱

나는 내 능력과 판단에 따라 환자에게 도움이 될 치료를 해주며, 절대로
해치거나 옳지 않은 일을 행하지 않을 것이다. 어떠한 사람이 독약을 처
방해달라고 하더라도 절대로 조제해주지 않을 것이며, 그런 방법을 제안
하지도 않을 것이다. 마찬가지로 나는 여자에게 낙태를 유발하는 피임제
를 주지 않을 것이다. 그리고 내 생활과 의술을 순수하고 경건하게 유지
할 것이다. 진실로 결석으로 고생하는 사람들에게 칼을 사용하지 않고,
그 분야에 솜씨 있는 사람들에게 맡길 것이다. 어떤 집에 들어가든 환자
를 도우려고 들어가는 것이니, 모든 고의적인 악행이나 음해를 금할 것이
며, 특히 자의거나 강제적이거나 여자나 남자의 신체를 모욕하는 일을 삼
갈 것이다. 그리고 의료 행위 과정에서 듣거나 본 것, 심지어 내 직무를 떠
나서 다른 사람과 교제할 때, 만약 외부로 퍼져나가서는 안 되는 일이라

면, 나는 그런 일을 신성한 비밀로 지키고 절대로 누설하지 않을 것이다. 이제 이 선서를 실천하고 어기지 않게 되면, 내 생활과 내 의술로써 모든 남자들 가운데 명예를 얻게 될 것이다. 그러나 만약 이 선서를 함부로 어기거나 거짓으로 맹세를 하게 되면, 오욕이 내게 떨어질 것이다.

히포크라테스 선서의 첫 줄에 나오지만 너무 소홀히 대해왔던 의술의 신 아스클레피오스에 대해 이제 본격적으로 알아보자.

아스클레피오스,
의술의 신

　태양의 신, 감성을 다루는 문예와 이성을 다루는 학문의 신, 인간의 생사여탈권을 쥔 무서운 신이자 의학의 신인 아폴론Apollon이 테살리아의 코로니스Coronis 공주에게서 얻은 아들이 아스클레피오스다. 아스클레피오스는 탄생과 죽음이 기구하기 그지없다. 태어나면서부터 죽었고, 죽어서 다시 태어났으니까.

　코로니스는 뱃속에 아폴론의 아들을 잉태한 채 다른 남자와 바람을 피웠다. 이성異姓의 배신을 목격하여 자신의 특기인 이성理性을 잃은 아폴론은 코로니스를 살려둘 수 없었다. 하지만 본인의 손에 피를 묻히기는 싫어 여동생이자 달의 여신인 아르테미스Artemis에게 살인을 사주했다. 명사수이자 피도 눈물도 없는 아르테미스는 활을 쏘아 단번에 코로니스의 명줄을 끊어버렸다.

　하지만 아르테미스가 죽은 코로니스 곁으로 다가가 보니 뱃속에 아이가 살아 있는 것이 아닌가. '아이까지 죽이라곤 안 했잖아?' 아르테미스는 아이를 얼른 끄집어내어 아폴론에게 안고 갔다.

　핏덩이 아들을 보자 아폴론은 잃었던 이성을 되찾았다. 자신의 성급한 행동을 이내 후회하고 아들을 보듬으며 너라도 잘 키워야지 하고 다짐했다.

아폴론은 신화계의 맹모孟母라 할 키론Chiron에게 아들을 맡겼다. 키론은 성격이 포악하기로 유명한 켄타우로스Centaurus의 일원이지만 예외적으로 현명한 이로 헤라클레스, 아킬레우스, 이아손 같은 영웅들을 가르쳤다. 키론은 아폴론의 아들을 아버지처럼 의사로 키웠다.

아스클레피오스는 의사가 되어 그리스 전역을 돌아다니며 아픈 사람을 치료했다. 곧 그는 명의로 이름을 드날리며 사람들에게 존경을 받았다. 하지만 아스클레피오스는 '내가 치료한 것이 아닙니다. 저는 단지 아폴론 신의 손을 대신한 것뿐이지요. 아폴론 신께 감사드리세요'라고 말하는 겸손한 의사였다.

그러던 어느 날, 아스클레피오스에게 놀라운 일이 생겼다. 조금 전에 숨을 거둔 이의 곁을 지키고 있던 —의사들에겐 흔한 일이지만— 아스클레피오스가 시신 곁으로 기어오는 뱀을 지팡이로 때려죽였는데, 잠시 후 죽은 뱀 곁으로 다른 뱀 한 마리가 주둥이에 풀을 물고 와서는 죽은 뱀의 주둥이에 풀을 물려주었다. 그러자 신기하게도 죽은 뱀은 멀쩡하게 살아나서 눈앞에서 유유히 달아났다.

아스클레피오스는 당장 그 뱀이 물어온 신비한 풀을 찾아 나섰다. 그리고 혹시나 하는 마음으로 자신이 지키고 있던 망자의 입에 풀을 물려주었다. 그러자 거짓말처럼 그의 숨이 되돌아왔다. 이 일로 아스클레피오스는 죽은 사람도 살려내는 용한 의사로 명성이 더 높아졌다.

지팡이의 유래
· ·

카두세우스: 싸우는 두 마리의 뱀을 중재한 결과로 만들어졌다.
아스클레피오스의 지팡이: 불사의 영약을 알려준 뱀을 기리기 위해 만들었다.

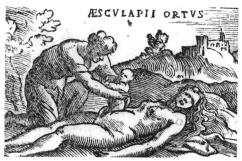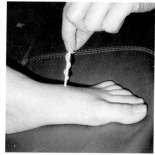

Ⅰ 죽은 코로니스의 뱃속에서 아스클레피오스를 꺼내는 아르테미스 여신.
Ⅱ 메디나충을 이런 식으로 끄집어냈다고 보면 된다(상황 재연). ⓒ박지욱

　　하지만 이번에도 아스클레피오스는 뱀 덕택이라며 겸손했다. 그리고
자신이 뱀을 내리쳤던 지팡이에 불사의 영약을 알려준 영묘한 뱀을 새겨 고
마움을 두고두고 기억하며 자신의 상징으로 삼았다. 누구든 뱀이 감긴 지팡
이를 보면 바로 아스클레피오스라고 알아볼 수 있었다. 이것이 뱀 한 마리
가 감긴 아스클레피오스의 지팡이가 생겨난 사연이다.

　　뱀이 아니라 기생충과 관련을 지어 지팡이의 유래를 설명하기도 한다.
옛날 지중해 지역에는 메디나충 *Dracunculus medinensis* * 이라는 기생충의 감염이
만연했다. 메디나충은 물벼룩의 기생충으로 물벼룩이 사람을 물 때 인체로
전파되었다. 사람의 몸속에서 1년 정도 자라면 피부를 뚫고 나온다. 그때 의
사들은 피부 아래에 있는 벌레집에 바늘을 찔러 꽂아두면 실지렁이처럼 생

* 백신도 치료제도 없고, 면역성도 생기지 않는 1미터 길이의 가느다란 국수 같은 이 기생충은 수천 년간 인류
를 괴롭혀왔다. 지금도 1만 6,000명의 환자가 감염되어 있는데 모두 아프리카인이다. 지미 카터 전 미국 대통
령이 이끄는 카터 센터는 1986년부터 메디나충 박멸 운동을 주도하고 있다. 《내셔널 지오그래피》 한국어판,
2005년 11월호 참조.

긴 메디나충이 바늘을 칭칭 감고 올라온다. 무려 1미터에 이르는 메디나충이 몸 밖으로 다 빠져나오면 바늘을 뽑는다. 이것이 메디나충 감염의 치료법이었다.

아주 유서 깊은 이 시술법은 전적으로 의사의 몫이었다. 그래서 의사들은 '메디나충 뽑아요~'란 의미로 기생충이 감긴 바늘을 달고 다녔고, 이것이 오늘날 의사의 상징으로 사용한다는 재미난 주장도 있다. 뱀도 징그러운데, 기생충이라니.

그런데 아스클레피오스가 죽은 사람을 살려내자 예기치 못한 문제가 생겼다. 저승문을 들어왔던 인간이 자신의 허락도 없이 그냥 살아서 나가버리자 저승의 신 하데스^{Hades}가 노발대발하고 나섰다. 여신 데메테르^{Demeter}도 딸 페르세포네^{Persephone}를 데려가려고 하데스에게 애걸복걸을 했지만 절반의 성공에 만족해야 했고, 아폴론의 또 다른 아들 오르페우스^{Orfeus}도 죽은 아내 에우리디케를 살려달라고 하데스에게 얼마나 공을 들였는가? 하지만 아스클레피오스는 애원은커녕, 일언반구도 없이 하데스의 백성을 그냥 데려가 버렸다. 이런 일은 하데스를 모욕하는 일이고 이승과 저승의 경계를 무너뜨리는 일이 아니고 뭐겠는가?

하데스는 동생인 제우스에게 달려가 분통을 터뜨렸다. 하데스의 말이 옳다고 생각한 제우스는 감히 신의 영역을 침범한 인간의 버르장머리를 고쳐놓겠다는 생각으로 번개를 내리꽂았다. 아스클레피오스는 그 자리에서 절명했다. 글자 그대로 '청천벽력'의 비보를 들은 아폴론도 제우스에게 달려갔다.

'어떤 아들인데, 아버지 맘대로 죽여도 됩니까? 아버지는 자식이 수십명이나 되고 지천에 깔려 있으니 하나쯤 죽어도 되겠지만, 나는 달라요! 내

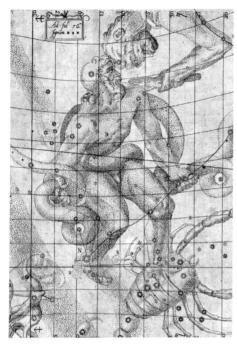
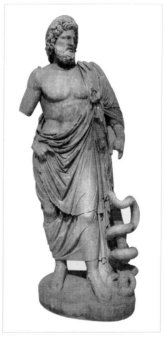

Ⅰ 케플러가 1604년에 자신의 저서 *De Stella Nova in Pede Serpentarii*에서 그린 뱀주인자리|Ophiuchus.
Ⅱ 아스클레피오스. 아테네 국립고고학박물관. ⓒ천상명

가 얼마나 어렵게 얻은 아들인지 모르세요? 어미도 없이 불쌍하게 자란 아
인데…. 어서 제 아들 살려내세요!'

　이 정도는 했겠지? 아니, 더했다. 아폴론은 한술 더 떠 제우스에게 번개
를 만들어준 번개 장인匠人 퀴클로페스Kyklopes/Cyclopes를 죽여버렸다. 퀴클로
페스의 입장에서는 글자 그대로 '마른하늘에서 벼락이 떨어진' 일이 되었다.

　이 사실을 안 제우스는 아폴론을 크게 꾸짖고, 1년간 인간의 노예가 되
어 양치기로 살아야 하는 유배형을 내렸다(「오이디푸스 콤플렉스, 세 번의 신

탁」 참조). 하지만 제우스도 좀 미안했던지 죽은 아스클레피오스를 하늘에 올려서 '의술의 신'으로 봉하고, 별자리도 하나 만들어주었다.

커다란 뱀을 부리는 사람의 형상인 '뱀주인자리Ophiuchus Serpentarius'는 이렇게 생겨났다.

신은 죽지 않지만 반신반인은 죽는다

신화에 등장하는 신은 죽지 않는다. 그래서 아무리 제우스라 해도 신을 죽이진 못하고 대신 영원히 가두어두거나 영원한 육체적 고통을 준다. 신과 신 사이에서 태어난 존재는 당연히 신이 되지만 신과 인간 사이에서 태어난 존재는 반신반인으로, 인간처럼 죽을 수밖에 없다. 헤라클레스도, 아킬레우스도 모두 이에 해당한다. 하지만 인간으로서의 삶이 끝난 후에 제우스가 하늘에 올려 영원히 살 수 있도록 하는 경우가 있다. 그 정도가 되면 인간의 몸으로 태어나 신격에 올랐다고 할 수 있다. 아스클레피오스는 반신반인격 존재였다가 죽은 후에 의술의 신격에 올랐다고 보면 된다.

아스클레피온,
고대의 치료시설이자 휴양지

기원전 8세기경에 씌어진 『일리아드Illid』에서 호메로스Homeros는 아스클레피오스를 모범적인 의사로 묘사했다. 하지만 기원전 5세기경에 아테네에서 활동했던 철학자 소크라테스는 독배를 마시고 죽을 때 '아스클레피오스에게 제를 올려달라'는 유언을 남겼다. 이 사이의 시기에 인간의 몸으로 태어난 아스클레피오스가 확실하게 의술의 신격에 오른 것으로 추정할 수 있겠다.

아스클레피오스를 신으로 숭배하는 전통은 어머니 코로니스의 고향인 테살리아Thessalia에서 시작되었다(첫 페이지 지도 참조). 자신의 선서에 아스클레피오스의 이름을 넣은 히포크라테스Hippocrates가 이곳에서 말년을 보낸 것도 우연이 아닐 것이다.

그리스 세계를 질병으로부터 수호하던 아스클레피오스는 로마에 전염병이 돌자 로마로 이주했다. 오비디우스Ovidius의 『변신 이야기Metamorphosis』에는 로마인들이 에피다우로스Epidauros에 있는 아스클레피오스 신전에서 '뱀'으로 변신한 의술의 신을 로마로 모셔가는 이야기가 나온다. 아스클레피오스가 로마에 입성하자 돌림병은 깨끗이 사라져 버렸다. 로마인들은 의술의 신을 '아이스쿨라피우스Aesculapius'라 불렀다.

✚ *Asklepios* (그) 아스클레피오스 = *Aesculapius* 아이스쿨라피우스
　= Asclepius 아스클레피우스; 의술의 신

　아스클레피오스에 대한 숭배문화는 고대 그리스 문명의 쇠퇴기에 더
욱 번성했다. 고대 로마 시대에 이를 때까지 그를 기리는 신전인 아스클레
피온$^{Asklepion/Asclepion}$이 고대 그리스·로마 지역에 수백 개나 건설되었다. 그
중 에피다우로스^{Epidauros}, 코스^{Kos}, 페르가몬^{Pergamon}(첫 페이지 지도 ①·②·③
참조)에 있는 것이 특히 유명했다. 에피다우로스는 로마인들이 아스클레피
오스를 모셔간 곳이고, 코스는 히포크라테스의 고향이며, 페르가몬은 로
마에서 아우렐리우스 황제의 시의侍醫로 활약한 갈레노스$^{Claudios\ Galenos/Ga-}$
$^{len(129~199)}$의 고향이다.
　1902년에 발굴된 코스 섬의 아스클레피온을 보면 이곳이 단순한 신전이
아니라 의학교, 입원실, 그리고 온천도 겸비해 진료와 휴양 기능을 동시에

clinic, clinoid, clivus의 어원

✚ *klinkos* (그) 침대床, 몸져 누운
　→ *clinicus* (라) 환자
　→ clinic (영) 진료실, 클리닉
　→ clinical (영) 임상臨床의
✚ polyclinic 병원, 의학교 ← polys 많은 + kline 침대
✚ *klinein* (그) 기울이다 → cline (영) 경사
✚ *klinikos* (그) 침대 → clinoid (영) 침대 모양의
　→ clinod process (의) 침대돌기
✚ *clivus* (라) 경사; (의) 경사대

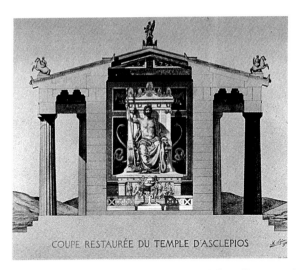

COUPE RESTAURÉE DU TEMPLE D'ASCLEPIOS

| 에피다우로스의 아스클레피온. 미국 국립의학도서관(http://nlm.nih.gov).

갖춘 전인적 치료시설이자 교육 기관의 역할을 겸했다는 사실을 알 수 있다.

당시의 진료 풍경을 상상해보자. 신전에 들어온 환자는 독방으로 안내되어 '침대klinikos'에 눕게 된다. 환자가 침대에서 편안하게 한 잠 푹 자는 사이에 아스클레피오스 신이 와서 환자를 치료한다. 환자는 잠에서 깨어나면서 병도 씻은 듯 나은 것을 느낀다. 그래도 병이 낫지 않는 경우에는 신전의 사제이자 의사가 환자가 꾼 꿈의 내용을 듣고 적절한 처방을 내려주었다. 처방은 식이요법, 냉온수욕, 운동 등이었다.

아스클레피온에서 환자들은 1년 정도 쉬면서 치료를 받았다. 기술적인 관점에서 본다면 의학 수준은 지금과 비교할 수 없지만 치유에 대한 철학은 오늘날보다 더 나았다. 의사들은 환자의 병든 육체는 물론이고 고통 받는 영혼까지 보듬고 치유해주려는 노력을 게을리 하지 않았다. 아울러 아스클레피온의 의사들이 중시하는 쾌적한 환경, 좋은 음식, 운동 요법에 걸맞은 시설을 갖추기 위해 부단히 노력했다. 아스클레피온은 치료, 휴양, 재활 기능을 갖춘 복합시설로 이해하면 될 것 같다.

우리 시대의 대형 병원들이 환자의 집중에 편리한 거대도시의 한복판에 자리를 잡고 편의점, 빵집, 커피 전문점, 고급 식당, 장례식장에 치료 공간을 내어주고 부수입을 챙기는 것과는 달리 아스클레피온에는 가족들도 이용할 수 있는 극장과 도서관도 갖추었다. 그리고 무엇보다 치유와 휴양에 도움이 되는 기후와 환경이 좋은 곳에 자리를 잡았다. 우리 모두가 꿈꾸는 그런 휴양형 요양병원의 모델이 바로 아스클레피온인 것이다.

의료 산업이라는 이름으로, 부수입을 통해 병원의 적자를 벌충하라고 장려하는 21세기 대한민국의 의료제도의 관점에서 본다면 고대의 아스클레피온은 앞으로도 영원히 이 땅에서는 꿈꾸기 어려운 '병원계의 신화'가 될 것 같아 마음이 아프다.

아스클레피오스의 지팡이,
성쇠盛衰의 역사

고대에는 아스클레피오스의 지팡이가 아주 인기가 좋았다. 하지만 기독교가 지배하는 중세시대에는 헤브라이즘Hebraism으로 대표되는 교회는 '이교도'의 문화와 신들을 억압했다. 덕분에 헬레니즘Hellenism은 쇠퇴했고, 자연히 아스클레피오스의 지팡이도 잊혀갔다.

헬레니즘을 몰아낸 헤브라이즘이 지배하던 시대에는 아폴론이나 아스클레피오스의 신통력은 아무런 의미가 없었다. 대신에 자신의 죄를 뉘우치고 몸과 마음을 정화하며, 하느님이나 수호성인의 도움을 얻기 위해 기도하

헬레니즘 vs 헤브라이즘 ∙∙∙∙∙∙∙∙∙∙∙∙∙∙∙∙∙∙∙∙∙∙∙∙∙∙∙∙∙∙∙∙

우리는 스스로를 한민족이라 부르고, 우리의 나라 이름은 황제가 지배하던 한민족의 큰 나라(大＋韓＋帝＋國)에서 백성들이 지배하는 한민족의 큰 나라라는 의미로 대한민국(大＋韓＋民＋國)이라 바꾸어 부르고 있다. 하지만 영어로는 the Republic of Korea로 표기된다.

그리스인들은 스스로를 헬라스Hellas라고 부르며 그들의 나라는 영어로는 the Hellenic Republic 이라고 표시된다. 성경에 나오는 헬라어語나 그리스의 한자식 이름 희랍希臘은 Hellas에서 왔고 헬레니즘은 Hellen에서 왔다. 그리스Greece란 이름은 로마인들이 부르던 명칭 그래시아Graecia가 영어화된 것이다.

헤브라이즘Hebreism은 헤브류Hebrew에서 온 말이다 헤브류(히브리) 민족의 신앙인 기독교를 일컫는다. 헬레니즘과 헤브라이즘은 서양의 정신사와 예술사를 지탱하는 두 개의 기둥이다.

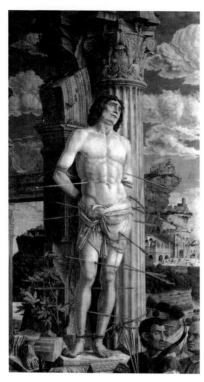
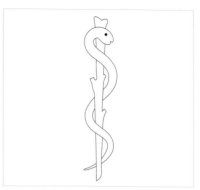
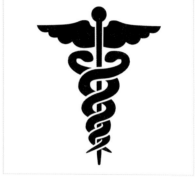

Ⅰ 세바스티아노 성인은 온몸에 화살을 맞고도 살아남았다고 전해져 병자들의 수호성인이 되었다. 신화에
  서는 전염병에 걸리는 것은 아폴론이나 아르테미스가 쏜 화살을 맞아 생기는 것으로 보았다.
Ⅱ 아스클레피오스의 지팡이와 헤르메스의 지팡이.

는 것이 병에서 회복되는 길이라 믿었다.

　덕분에 병을 치료하는 데 영험한 수호성인이 많이 알려졌다. 이를테면
한센병(나병)에는 제노베파 성인, 설사에는 게르마노 성인, 기침에는 퀸티오
성인, 피부병에는 안토니오 성인, 치통에는 아폴로니아 성인, 무도병에는 비
투스 성인 등이 있었다. 특히 아주 끔찍한 돌림병 페스트에는 수호성인이 무

려 40명이 넘었는데 그중 세바스티아노 성인, 크리스토포르 성인, 다미아 성인, 로쿠스 성인이 유명했다.

종교개혁이 일어나자(1517년) 가톨릭교회의 권한이 많이 시들해졌다. 치유의 능력으로 유명했던 수호성인들에 대한 신앙도 약해졌고, 그 자리를 대신하여 고대의 신들이 다시 부상했다. 이 무렵 아스클로피오스는 딸 휘게이아(히가에이아)와 함께 건축물의 부조나 조각에 자주 등장하게 되었다.

✛ hygiene 위생 ← *Hygeia* 여신의 일이란 뜻

하지만 아스클레피오스의 부활이 곧 그가 가진 신통력의 부활을 뜻하는 것은 아니었다. 다만 그레코로만Greco-Roman, 즉 고전 시대classical period 상징체계의 일부로 의학에 도입된 것이다. 여기서 혼란이 생겼다. 아스클레피오스의 지팡이를 빼닮은 또 다른 지팡이인 카두세우스 때문에.

두 가지 모두 지팡이를 뱀이 감고 올라간다는 것은 같다. 결정적으로 다른 점은 날개의 유무와 뱀의 마릿수다. 아스클레피오스의 지팡이에는 분명 뱀 한 마리가, 카두세우스에는 뱀 두 마리에 한 쌍의 날개가 있다.

대부분의 나라에서 의사단체나 군의관들은 의술의 신 아스클레피오스의 지팡이를 상징으로 사용하고 있다. 하지만 일부 국가에서는 헤르메스의 지팡이를 사용하고, 그중에는 우리나라도 있다. 무슨 특별한 이유가 있을까?

헤르메스의 지팡이인가
아스클레피오스의 지팡이인가

신화적으로 본다면 의사들은 헤르메스와는 별 관련이 없다. 아스클레피오스가 직업적인 선조이니 아스클레피오스의 지팡이를 상징으로 사용하는 것이 옳다. 하지만 우리나라의 많은 의사단체나 군의관들은 왜 헤르메스의 지팡이를 상징으로 쓰는 걸까?

필자는 몇 년 전에 카두세우스를 엠블럼으로 사용하던 대표적인 의사단체인 대한의사협회에 휘장(엠블럼) 제정 이유를 물었다. '**미 육군 의료부대**가 사용하던 휘장을 **한국군**과 **대한의사협회**가 사용한 것'이라는 답변을 받았다.

그렇다면 당연히 국방부에도 질의를 할 수 밖에. 친절한 답변이 금세 왔다. '처음에는 **미군**에서 사용하던 **카두세우스**를 사용했다가, 1971년에 날개를 아래로 당겨 전체적으로 둥근 원 모양의 디자인으로 바꾸어 사용한다'는 것이었다. 여기엔 '대한의사협회가 1996년에 개정하여 사용했던 휘장은 1947년에 제정된 것으로 이것은 (해방 후 이 땅에 진주한) 미 육군 의료부대가 사용하던 휘장을 한국군과 대한의사협회가 사용한다'는 부연설명이 붙어 있었다.

이 말을 정리해보면 미군에서 사용하던 카두세우스를 국군은 고쳐서 사용하고 의사협회는 그대로 사용한다는 말이 된다. 그럼 카두세우스에 어떤 의미가 있다고 생각해서 받아들인 걸까? 국방부의 설명은 이러했다.

"…의무병과 마크는 고대 그리스 신의 사자 특히 **평화와 의술의 상징**인 헤르메스가 가지고 다니던 날개가 달리고 뱀이 감긴 단장을 **카두세우스**라고 불리게 됨에 따라, **후계자인 의사들에 의해서 카두세우스가 의술을 상징**하게 되었으며, 이러한 역사적 사실에 의해 **카두세우스는 의무병과의 대표 표지**가 되었다…. 1948년 창군 시 의무병과 마크는 미 육군과 같이 날개가 달린 지팡이 꼭대기에 달렸으나, **현재는 날개가 아래쪽에 있고** 전체적으로 한국적인 둥근 모양을 이루는 한국군 고유의 의무병과 마크를 1971년 개정하여 사용 중이다."

카두세우스가 평화와 의술을 상징한다? 의사들이 헤르메스의 후계자다? 카두세우스는 의무병과의 대표 표지다? 반은 맞고 반쯤은 틀린 해석이다. 헤르메스는 평화를 상징할 수 있다. 유럽에서는 적진에 보내는 사절단에 헤르메스의 지팡이를 그린 적이 있었다. 헤르메스는 전령의 신이니까. 하지만 의술은 아니다. 그런데 그것을 사용하는 미군의 상징체계는 그대로 수입하면서 그 의미는 제대로 가져오지 못해 우리의 독창적인 해석을 가미하다 보니 이렇게 이상한 해석을 단 것 같다.

또 하나 더, 서방의 다른 군대와는 달리 왜 유독 미군만 아스클레피오스의 지팡이가 아닌 카두세우스를 사용하는지 그 이유를 알았다면 '의사들이 헤르메스의 후계자'란 이상한 이야기는 안 했을 텐데. 그리고 의사협회도 휘장 때문에 우왕좌왕하지도 않았을 테다. 이제는 '지팡이'에 대해 제대로 한번 알아보자.

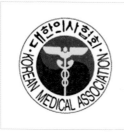 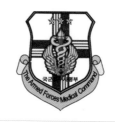 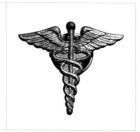

Ⅰ 대한의사협회 휘장. 1996~2012년.
Ⅱ 카두세우스를 사용하는 국군 의무사령부 소속 휘장.
Ⅲ 미 육군 의무단 휘장 배지. 1908년~현재.

다른 나라의 의료부대 상징

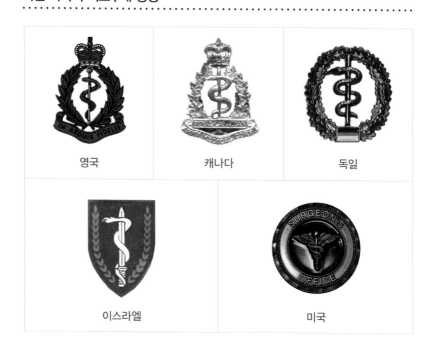

영국

캐나다

독일

이스라엘

미국

혼동된 지팡이

미국의 영향과 카두세우스

18세기 런던에 처칠[John Churchil]이라는 출판업자가 있었다. 그가 운영하는 출판사*는 의학, 과학 서적을 많이 출판했는데 출판사 로고로 카두세우스를 사용했다. 그는 자신의 책들이 의학(과학)과 문학(인문학)을 함께 아우르길 원해서 두 마리의 뱀이 감고 올라가는 카두세우스를 출판사 로고로 썼다.

처칠 출판사에서 나온 책을 많이 수입해 간 후진국 —당시에는— 미국인들은 그 깊은 뜻을 약간 오해했다. 처칠 출판사의 의학 서적들이 한결같이 카두세우스가 인쇄되어 있기에 그것을 '의학의 상징'으로 이해한 것이다. 그래서 19세기 이후로 미국에서는 카두세우스를 의학 서적에 사용하기 시작했다. 하지만 의학의 상징에 대한 오해가 널리 퍼지는 데는 미국 군대의 역할이 더 컸다.

1902년 7월 17일부터 미국 육군과 해군의 의무사령부[MEDCOM]의 유니폼 깃 기장에 카두세우스를 썼다. 이 디자인은 미군 군의관 레이놀즈[Frederick Reynolds]가 도안했는데 왜 아스클레피오스의 지팡이가 아닌 카두세우스를 사

---

* 1688년부터 의학서적을 출판한 처칠 출판사[J&A Curchill](런던)는 1972년에 E&S Livingstone(에딘버르)과 합병하여 Churchill & Livingstone이 되었다. 1996년에는 Harcourt Health Science와 합병하여 출판 그룹 Elsevier의 소속사가 되었다. 지금도 의학도서를 전문으로 출판하고 있다.

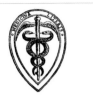
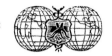

J. & A. CHURCHILL Ltd.

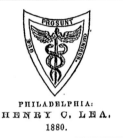

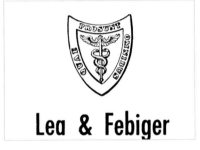

| J & A 처칠 출판사의 로고는 전형적인 카두세우스다. 라틴어 MEDICINA(의학) 와 LITERIS(문학)가 씌어있다. 그 영향을 받아 카두세우스를 사용한 미국의 출판사들. 샌프란시스코 캘리포니아대학교UCSF 도서관에서. ⓒ최재철

용했을까?

'서방의 군대, 특히 영국군이 잘못된 카두세우스를 사용하고 있다. 미군은 제대로 된 카두세우스를 사용하자.'

오해로 채택된 이 도안은 지금도 미군에서 사용하고 있다. 미군에서는 19세기 중반부터 카두세우스를 사용해왔다. 중세 때부터 카두세우스는 전쟁터에서 협상 사절의 표식으로 사용해왔기에 미군에서는 전상자를 돌보는 의무 요원들이 '비무장' 상태임을 알리는 표식으로 사용했다. 하지만 이것을 의학과 관련하여 사용하게 되었을 때 레이놀즈 대령은 착오가 있었던 것 같다. 서방 특히 영국군이 사용하는, 의학을 상징하는 아스클레피오스의

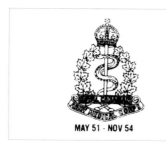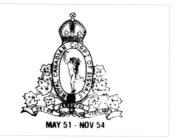

MAY 51 - NOV 54   MAY 51 - NOV 54

│ 영국 군대의 전통을 따르고 있는 캐나다 의료부대(좌)와 통신 부대(우)의 엠블럼을 비교해보면 그 차이를 분명히 알 수 있다. 사천. 항공우주박물관. ⓒ박지욱

지팡이가 틀렸다고 본 것이다. 그래서 미군은 제대로 된 카두세우스를 사용한다고 했는데 이것은 무슨 의미일까? 무엇에 대해 제대로 상징하는 카두세우스였을까?

사진에서 알 수 있듯이 영국의 영향을 받은 나라의 군대들은 '전령'의 신 헤르메스를 이용해 카두세우스를 '통신의 상징'으로 사용한다. 하지만 레이놀즈는 자신의 주장대로 미군에서는 '제대로 된 카두세우스'를 사용해 새로운 디자인을 만들었다. 좀 더 정교해 보이는 카두세우스가 제대로 된 의학의 상징이라고 본 걸까? 물론 다른 나라들의 군대는 '잘못된 카두세우스'가 아니라 '제대로 된 아스클레피오스의 지팡이'를 사용하고 있었는데.

광복이 되고 이 땅에 미군이 진주하자 미군의 오해도 태평양을 건너 이 땅에 고스란히 전파되었다. 유구한 한민족의 역사에 중국, 북방 유목민족, 일본의 군대가 이 땅을 점유한 적은 있었지만 전혀 다른 인종의 미국 군대가 이렇게 진주한 것은 유사 이래로 처음 있는 일이었다. 그리고 3년간 군정을 폈다. 이제 일본이라는 창을 통해 한 겹 걸러져 들어왔던 서양 문물은 미국이라는 문을 통해 직수입되기 시작했다. 온 나라가 서양 문물에 눈이 휘둥

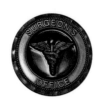

| 미군 의료부대 군의관의 배지(좌)와 조선의학협회 휘장(우), 1947년.

그레지고 정신을 못 차릴 지경이었다.

　그 와중에 의사들은 미군정의 의료 부대원들이 반짝이는 카두세우스를 유니폼 깃에 달고 있는 것을 보았다. 그리고 한 세기 전에 미국에서 그랬던 것처럼 카두세우스를 '서양 의학의 상징'으로 이해했다. 민간이나 군대나 가릴 것 없이 이것을 그대로 받아들여 의학의 상징으로 사용했다.

　그럼, 지금은 우리 군에서 사용하지 않는 최초의 도안은 어떤 모양이었을까?

　앞서 밝힌 대로 조선의학회는 미군의 도안을 그대로 사용했지만 국군은 사정이 조금 달랐다.

　"…1948년 창군 시 의무병과 마크는 미 육군과 같이 날개가 달린 지팡이 꼭대기에 달렸으나…."

　그 원형을 찾기 위해 노력했지만 자료를 찾기가 어려웠다. 하지만 2007년에 뜻밖의 행운이 찾아왔다. 필자가 사는 제주도에서 그 원형 디자인을 찾아낸 것이다.

오래된 한국의
카두세우스를 만나다

한국전쟁 중이던 1951년 3월, 제주 섬의 서남부 모슬포에는 국군 신병을 양성할 '육군 제1훈련소'가 세워졌다. 1955년 말에 논산에 '육군 제2훈련소'가 세워질 때까지 모슬포에서만 50만 명의 신병을 양성하여 전선으로 보냈다. 그 훈련소의 의료를 담당한 '98육군병원'이 대정여고에 개원했었다. 지금도 병원이 있었음을 알리는 작은 기념판이 여전히 대정여고에 남아 있다.

학교에서 조금 떨어진 덤불숲에는 병원에서 순직한 장병들을 추모하는 '98육군병원 충혼비'가 세워졌다(1952년). 아무도 찾지 않는 구석에서 60년을 넘게 모슬포의 모진 풍상을 견디고 서 있던 그 비석에서 필자는 아주 오래된 카두세우스를 만났다.

이 지팡이를 보면 정말 국방부의 답변대로 전체적으로 미 육군 의료부대가 사용하는 기장을 닮았다. 우리 군은 지팡이의 꼭지에 횃불을 달았다는 점만 다르다. 국난의 시기에 구국의 횃불이 되자는 간절한 바람을 담았을까? 정말 이 모양에서 날개를 아래로 당겨 내려 지금 사용하는 국군 의료부대의 엠블럼으로 만들었다.

혹시 의료부대의 엠블럼으로 카두세우스를 쓰는 나라가 또 있을까? 일

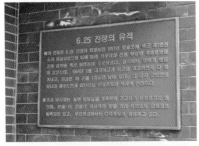
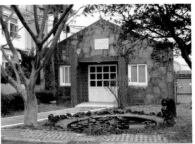
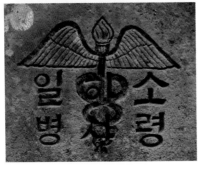
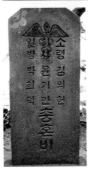

Ⅰ 98육군병원 유적지. 제주 대정여고. ©박지욱
Ⅱ 옛 〈육군 제1훈련소〉 터에 서 있는 〈98육군병원 충혼비〉. 1952년에 세워졌다. 제주 모슬포. ©박지욱

본이다. 일본 역시 제2차 세계대전 후에 미국이 군정을 편 나라이니 미군의
영향을 받았을 것이다.

그렇다면 미군 군의관의 오해로부터 시작되었던 휘장을 약간 변형시켜
지금도 사용하고 있는 우리 국군 의료부대의 엠블럼은 바꾸어야 할까? 오류
의 근원지인 미군의 경우를 참고해보자.

이 디자인에 문제가 있다는 사실을 알게 된 미군은 엠블럼 교체에 대해
고민했다. 하지만 의료부대는 의사 외에 더 많은 종류의 전문 인력이 함께
일하는 곳이기에 의사만을 의미하는 아스클레피오스의 지팡이로 엠블럼을

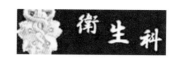

Ⅰ 현재 사용 중인 우리나라 육군의 의무병과 마크. ⓒ박지욱
Ⅱ 카두세우스를 사용하는 일본 자위대.
Ⅲ 미군에도 육군 의무사령부US MEDCOM(1994년부터 사용)와 육군 의무부AMED의 연대 문장regimental crest (1775년부터 사용)으로 아스클레피오스의 지팡이도 있다. 미군 전체적으로 보면 혼용하고 있다.

바꿀 필요는 없다는 결론을 내렸다.＊ 또한 카두세우스 자체가 비무장 불가 침을 의미하므로 잘못된 사용이 아니라는 주장도 있다. 그러고 보니 그 말이 맞다. 물론 꿈보다 해몽이 더 나은 면도 없지 않았고 한편으로는 적어도 미 국에서는 카두세우스가 광범위한 '의료의 상징'으로 받아들여졌으니까 굳 이 안 바꾸어도 괜찮아 보인다.

그런 맥락으로 본다면 어찌 되었든 우리 국군의 의료부대의 엠블럼도 면죄부를 얻게 된다. 의무사령부 소속으로 일하는 사람들이 군의관, 간호장 교, 위생병 등 얼마나 많은가. 하지만 11만 명이 넘는(2012년 기준) 한국 의 사들을 대표하는 직능 단체인 대한의사협회는 어떨까?

＊ William K. Emerson, *Encylopedia of U.S. Army Insignia and Uniforms*(Univ. of Oklahoma Press, 1996), pp.181–182

대한의사협회의
휘장 변천사

먼저 미군 의료부대의 엠블럼이 우리나라 의사협회에 끼친 막대한 영향[*]을 한번 살펴보자.

1947년에 남한 지역에서 '조선의학협회'가 결성되었고 '적십자' 엠블럼을 테두리로 삼아 미군 의료부대의 카두세우스를 중앙에 배치하고, 조선의학협회를 뜻하는 영문 K.M.A. Korean Medical Association를 넣은 최초의 휘장을 만들었다. 협회에서는 당시 생소했던 카두세우스를 '의신醫神'이라고 불렀다(다음 그림 I).

1948년에 조선의학회는 '대한의학협회'로 이름을 바꾸었지만 휘장은 그대로 사용했다. 1964년에, 협회 휘장에 우리 문자가 없어 '독립국가의 느낌이 감살된다'는 점, 그리고 'K.M.A.가 육군사관학교 Korea Military Academy의 약자이기도 해 헷갈릴 수 있다'는 점 등을 이유로 휘장을 새로 만들었다. 이때 뱀 한 마리가 사라지는 쾌거를 얻는데(!), 이 무렵에도 뱀 두 마리가 의사 협회의 상징으로는 부적절하다는 인식이 있었던 것으로 보인다. 하지만 날개

※ 신영진, 「대한의사협회 휘장의 소사: 아스클레피오스의 지팡이와 헤르메스의 지팡이」, ≪의학사≫, 제16권 제1호(통권 제30호, 2007년 6월) 참조.

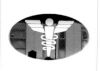

 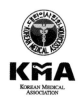 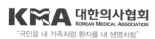

Ⅰ 조선의학협회 및 대한의학협회 휘장, 1947~1964년. 17년간 사용했다.
Ⅱ 대한의학협회 휘장, 1964-1973년. 9년간 사용했다.
Ⅲ 유사한 디자인을 제주시 모 병원에서 발견했다. ©박지욱
Ⅳ 대한의학협회 휘장, 1973-1996년. 23년간 사용했다.
Ⅴ 대한의사협회 휘장, 1996~2012년. 16년간 사용했다.
Ⅵ 대한의사협회 휘장, 2012년.
Ⅶ 대한의사협회 휘장, 2013년~현재까지.

는 여전히 남아, 세계적으로 유례를 찾아볼 수 없는 아주 독창적인(!) 도안
이 되고 말았다(그림Ⅱ 및 Ⅲ).

　　1973년에 개정된 세 번째 휘장에서는 신화적 상징인 '의신'이 사라지고
타원형 지구 모양에 태극 문양이 중앙에 배치되었다(그림Ⅵ).

　　1995년에 대한의학협회는 지금의 '대한의사협회'로 이름을 바꾸고
1996년에 다시 '의신이 빠진 심벌은 의사단체의 심벌로 부적절하다'는 이유
로 카두세우스를 복권시킨 휘장을 만들었다(그림Ⅴ). 뱀 하나를 떼기는 어려
워도 붙이기는 쉬운 것 같다.

2012년에 대한의사협회의 휘장에 변화가 생겼다. 기존의 휘장에 더하여 새로운 휘장이 하나 더 추가되었다. 덕분에 카두세우스와 아스클레피오스가 어색한 동거에 들어가는 사상초유의 사태가 있었다(그림Ⅵ). 왜 그랬을까? 2013년이 되면서 기존의 휘장이 사라지고 새로운 휘장만을 사용하고 있는 것을 보면, 아마 새로 사용할 휘장을 기존의 휘장과 같이 사용하여 눈에 익도록 한 궁여지책이었던 것으로 보인다(그림Ⅶ).

자, 그런데 16년 동안 사용했던 협회의 얼굴을, 그것도 33년간 사용하던 카두세우스를 버리고 아스클레피오스의 지팡이로 바꾸는데 회원들에게 적절한 설명이 없다. 무리 없이 잘 사용하던 휘장을 왜 꼭 바꾸어야 하지?라고 궁금해하는 의사협회 회원은 없을까?

카두세우스는
의사의 상징?

분명하게 말할 수 있다. 의사의 상징으로 카두세우스는 틀렸다!

의사의 상징은 헤르메스에서 찾을 것이 아니라 아스클레피오스에게서 찾아야 한다. 히포크라테스의 선서에 헤르메스가 나오던가?

물론 잘못된 지팡이를 의사들의 상징으로 사용한 데에는 그만한 이유가 있었다. 서양 문물을 받아들이는 데에만도 정신이 없는 시절이라 그 상징적 의미나, 신화적 해석을 곱씹어볼 겨를이 없었던 것이 사실이다.

하지만 이제라도 신화의 상징체계를 정확히 이해한 것은 높이 살 일이다. 하지만 문제가 해결이 다 안 되었다. 아직도 많은 의사단체들은 여전히 카두세우스를 사용하고 있다. 이 카두세우스는 또 어디서 왔을까? 지난 33년간 대한의사협회의 얼굴이었던 카두세우스에서 온 것이다. 그런데도 대한의사협회만 혼자서 아무런 설명도 없이 아스클레피오스의 지팡이로 갈아타 버리면 나머지 의사 단체들은 어떻게 해야 할까?

같이 갈아타나? 하지만 의협을 좇을 일만도 아니다. 언제 또 바뀔지도 모르는데 무턱대고 따라갈 필요가 없기 때문이다. 대신에 이번 기회에 스스로 자신들의 엠블럼에 대해 진지한 고민을 해보는 것이 어떨까?

다른 나라 의사회의 상징

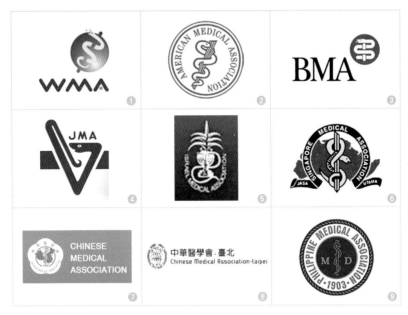

| ①세계의사협회는 물론이고 ②미국, ③영국, ④일본, ⑤이스라엘, ⑥싱가포르, ⑦중국(베이징)과 ⑧대만 (타이베이), 그리고 미국의 식민지배를 40년간 받았던 ⑨필리핀 의사회도 아스클레피오스의 지팡이 를 의사의 상징으로 사용하고 있다.

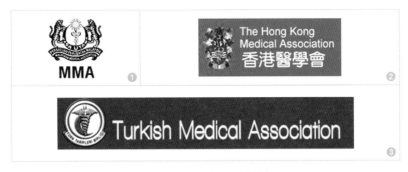

| ①말레이지아, ②홍콩, ③터키 의사협회는 카두세우스를 사용한다.

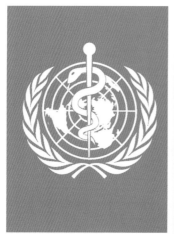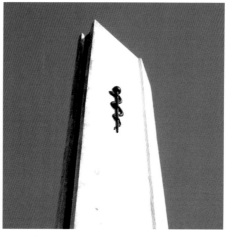

ㅣ 세계보건기구WHO와 유엔군 의료지원단 기념탑, 부산 태종대. ⓒ박지욱
의사들로만 이루어진 것도 아닌 세계보건기구와, 한국전쟁에 의료지원단을 파견한 사실을 기념하여
우리나라 국방부가 건립한 UN군 의료지원단 기념탑에 아스클레피오스의 지팡이가 보이는 것은 좀
특이하다.

우리는 왜 이런 엠블럼을 쓰고 있지? 우리의 의도와 맞는 것인가? 바꾸
어야 한다면 의협을 따라가는 것이 맞을까? 의협과 상관없이 기존 엠블럼
을 고수한다면 그것은 어떤 근거로 타당한 것인지 그 이유에 대해 한번 생각
해보아야 한다. 이참에 새로운 엠블럼을 만드는 것도 좋고. 하지만 필자는
카두세우스는 제외해달라고 권하고 싶다. 왜 그런지 그 이유를 알아보자.

**카두세우스를
사용하는 의사 단체**

**아스클레피오스의
지팡이를 쓰는 의사 단체**

대한결핵 및 호흡기학회
The Korean Academy of
Tuberculosis and Respiratory Diseases

대한내과학회
The Korean Association of Internal Medicine

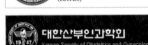

대한갑상선내분비외과학회
Korean Association of
Thyroid and Endocrine Surgeons
(KATES)

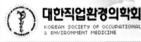

대한산부인과학회
Korean Society of Obstetrics and Gynecology

대한직업환경의학회
KOREAN SOCIETY OF OCCUPATIONAL
& ENVIRONMENT MEDICINE

대한외과학회
KOREAN SURGICAL SOCIETY

대한정신약물학회
Korean College of
Neuropsychopharmacology

대한법의학회

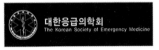

대한응급의학회
The Korean Society of Emergency Medicine

대한재활의학회
KOREAN ACADEMY OF
REHABILITATION MEDICINE

한국농촌의학·지역보건학회
Korean Society for Agricultural Medicine and Community Health

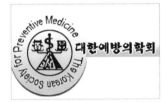

대한예방의학회

죽은 이를 저승으로
안내하는 헤르메스

카두세우스는 무조건 틀리고 아스클레피오스의 지팡이는 무조건 옳다? 꼭 그렇지도 않다. 상징에 대한 그 나름대로의 해석이 있으니 말이다. 미국에서 242개의 의학-건강 관련 기관이나 조직의 로고를 조사하면 전문 단체의 62%는 아스클레피오스의 지팡이를, 상업적 조직의 76%는 카두세우스를 사용한다고 한다. 병원의 63%는 카두세우스를 사용했는데, 그 이유는 미국 병원의 대부분은 '합법적인 영리 병원(!)'이기 때문이다. 미국의 병원에서도 영리적인 성격이 강한 곳들은 상업의 신인 헤르메스의 지팡이를 사용하고 있다. 하지만 헤르메스 신의 여러 기능 중 이것 때문에 절대 의사의 상징과는 어울릴 수 없다는 것은 알면 좋겠다.

✚ *Hermes psychopompos* 저승사자 헤르메스

죽은 이를 저승으로 데려가는, 저승사자인 헤르메스의 역할은 의사의 역할과는 정반대가 아닌가? 그러므로 혹시라도 헤르메스의 지팡이를 아스클레피오스의 지팡이로 '오해하여' 사용하고 있다면 것은 분명한 실수이니 지금이라도 얼른 고치는 것이 맞다.

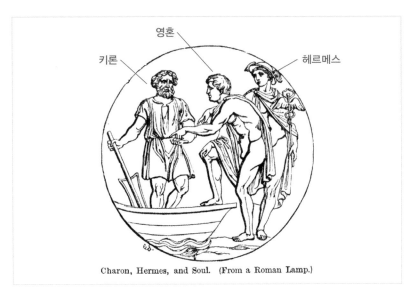

키론　영혼　헤르메스

Charon, Hermes, and Soul.　(From a Roman Lamp.)

영혼을 저승으로 안내하는 헤르메스. 저승으로 가는 강을 건너기 위해 뱃사공 카론에게 노잣돈을 건
네는 죽은 이의 곁을 헤르메스가 지키고 서 있다. 그리스인들은 시신의 입에 노잣돈으로 쓸 동전을
물렸다.

　　이제 고민해야 할 분명한 이유도 생겼다. 고민과 논의를 하면서 우리도
모르게 우리 속으로 들어와 너무도 익숙해진 그리스·로마인들의 신화, 그
리고 그 영향을 받은 우리의 의학에 대해서도 생각해보아야 한다. 모순도 많
다. 과학으로 중무장한 현대 의학을 배운 의학도들이 막상 의사가 되어 제
일 먼저 거치는 통과 의례가 이름도 낯선 그리스 신들의 이름을 부르는 '히
포크라테스 선서'라니? 이상하다면 이상하다. 꼭 서양의 신화를 따라갈 필
요도 없다. 우리 식으로 의사의 선서를 만들어도 된다. 우리 나름대로의 엠
블럼도 만들면 된다. 굳이 신화와 상관없어도 좋다. 안 된다고 할 사람은 어
디에도 없다. 뜻도 모르고 사용하는 서양 엠블럼보다는 훨씬 나을 것이다.

하지만 여전히 신화에 나오는 상징체계를 엠블럼으로 사용하고 그 용어를 쓸 요량이라면 이제 생각 한번 해보자. 우리가 아는 것들을 제대로 한번 이해해보자. 이제는 여유도 역량도 생겼다. 이제 우리가 사용하는 상징, 의학용어, 개념…, 모두 어디서 왔는지, 신화에서 온 것이라고 해도 다 맞는 것인지? 앞으로도 여전히 유효할 것인지? 이 책을 통해 진지하게 이야기 한번 나누어보자.

한국가톨릭의사협회의 엠블럼

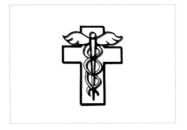

가톨릭 신자인 의사들의 모임인 한국가톨릭의사협회의 엠블럼을 가만 살펴보면 아주 재미있다. 기독교를 상징하는 십자가에 그리스 신화에 나오는 카두세우스를 포갠 형상 아닌가?

서양 문화를 지탱하는 두 개의 기둥을 들라면 많은 학자들이 기독교 정신인 헤브라이즘Hebreism과 그리스 문화인 헬레니즘Hellenism을 꼽는다. 서양 미술관의 작품들도 대부분 이 둘 중 하나의 코드에 속한다. 그렇게 보면 이 엠블럼은 이 두 개의 코드를 절묘하게 섞어놓았다. 하지만 생각해봐야 할 문제가 있다.

메소포타미아 지방에서 뱀은 영물이었다. 뱀은 죽지 않는 불사의 존재, 허물을 벗어 영원한 젊음을 누리는 존재, 죽음과 생명의 비밀을 아는 지혜로운 존재였다. 그리스 신화에서도 뱀은 신의 대리인이거나, 신성한 것을 지키는 존재였다. 함부로 뱀을 죽인 인간은 저주를 피할 수 없었다.

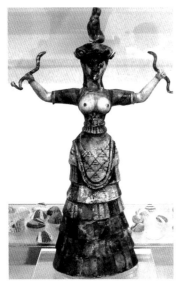

하지만 기독교의 뱀은 어떤가? 에덴 동산에서 인간을 타락시킨 존재로 영원히 저주받아 땅을 기어 다니는 존재가 아닌가? 그런 뱀을 가톨릭 의사들이 엠블럼으로 사용한다? 어떻게 해석해야 할지 모르겠다. 그렇다 해도 의학을 상징하니까 사용하는 것은 틀린 생각은 아니라고 위안을 삼을지도 모른다. 하지만 그것도 헤르메스의 지팡이라서 틀렸다. 의사들의 협회라면 아스클레피오스의 지팡이가 맞다.

필자의 생각에는 기독교의 상징+잘못 사용된 옛 대한의사협회의 휘장을 합쳐 만든 엠블럼으로 보이는데, 기독교적으로는 어색하고 신화적으로는 틀린 상징체계다. 이제 이 엠블럼에 대해 진지하게 고민해보는 것이 어떨까.

ㅣ 뱀의 여신. B.C. 1600년경, 크레타 섬 출토.

먼저, '달팽이^{cochlea}'라고 이름이 적힌 길로 가세요. 입구에 가면 이렇게 문이 세 개 보입니다. '달팽이관$^{cochleal\ duct}$', '고실계단$^{scala\ tympani}$', '안뜰계단$^{scala\ vestibule}$'. 어느 길로 가도 모두 꼭대기까지 간답니다. 고실계단, 안뜰계단이라는 아름다운 이름에 넘어가 그 안으로 들어가진 마세요. 계단이 아니라 놀이동산에 있는 '아쿠아 루프' 속에 들어가는 것하고 똑같아서 물길에 미끄러져 휩쓸려버리고 말지요. 끊임없이 흘러 다니는 이 두 물줄기는 달팽이의 정점인 헬리코트레마^{helicotrema}에서 합수한답니다. 한번 빠지면 헤어 나오기가 무척 힘드니 절대로 '계단^{scala}'으로 가는 문을 열지도 마세요.

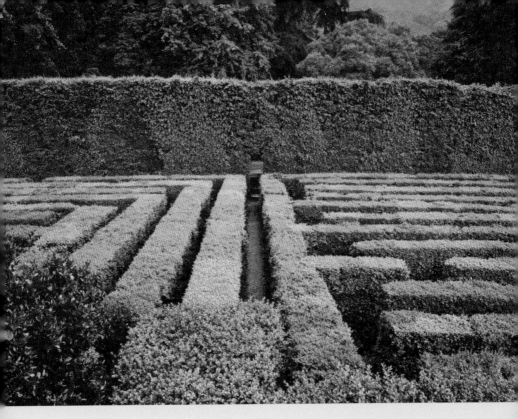

크레타의 미로 라비린토스

2

아폴론과 뱀
그리고 델포이의 신탁

뱀이 감긴 지팡이를 들고 다니던 의술의 신 아스클레피오스의 아버지 아폴론은 의학의 신이고, 아폴론 역시 뱀과 인연이 깊다. 아폴론과 뱀의 기구한 인연을 한번 알아보자.

그리스 신화에 나오는 왕뱀의 대표는 퓌톤^{Python}이다. 퓌톤은 세상에 제일 처음 나타난 존재인 대지의 여신 가이아^{Gaea}가 낳은 영물靈物이다. 퓌톤은 앞날을 내다보는 예지력이 있었는데 평소에는 대지의 갈라진 틈 속에 몸을 숨겼다가 한 번씩 땅으로 올라와서 한 치 앞도 내다보지 못하는 인간들에게 앞날을 일러주었다. 그런데 퓌톤이 자신의 운명을 점쳐보니 자신이 제우스의 자식에게 죽을 운명이란다. 그럼 어쩌지? 빨리 제우스의 자손을 찾아 싹을 잘라야지!

퓌톤은 예지력을 동원해 조만간 레토^{Leto} 여신이 제우스의 첫 자식을 둘씩이나 낳을 것을 알았다. 퓌톤은 레토 여신을 잡아먹어 —신은 불사의 존재라 죽일 수가 없다— 제우스의 자식이 나오기 전에 싹을 자르려 했다. *

---

* 가이아 여신은 우라노스를 낳아 남편으로 삼았다. 이 둘 사이에서 티탄 12신이 태어났다. 신을 양친으로 둔 자식들은 신으로 태어나 죽지 않지만, 신과 사람 사이에서 태어난 이는 신의 자식으로 비호를 받긴 해도 결국 죽는다. 영물은 신의 상조물로 신이나 영웅의 손에 죽는다.

레토는 퓌톤을 피해 도망 다녔고 무사히 쌍둥이 아폴론과 아르테미스를 낳았다. 아폴론이 자라서 어머니를 괴롭힌 퓌톤의 이야기를 듣고는 바로 활과 화살을 챙겨들고 퓌톤을 찾아갔다. 명사수인 아폴론은 활을 쏘아 퓌톤을 죽였다. 이로써 예언은 이루어졌다. 신들은 영물을 처치함으로써 그 영물이 가진 신비한 힘을 얻게 되는데 아폴론은 퓌톤의 예지력을 얻었다.

아폴론은 퓌톤의 예지력뿐 아니라 퓌톤의 거처와 아내도 차지했다. 우선 퓌톤이 살던 땅, 델포이/델피^{Delphoi/Delphi}에(첫 페이지 지도 ④ 참조) 자신의 신전을 마련했다. 퓌톤의 아내 —역시 뱀이다—는 사람으로 탈바꿈시켜 신전의 여사제로 삼았다. 퓌톤의 이름을 딴 퓌티아^{Pythia}로 불린 여사제는 델포이 신전에 신탁神託을 받으러 오는 인간들에게 아폴론의 예언을 전해주는 일을 맡았다. 사람들은 델포이에서 전해주는 아폴론의 예언을 '델포이의 신탁 Delphic oracle'이라 불렀다.

아폴론은 제우스가 번개로 아스클레피오스를 죽였을 때 번개를 만든 퀴클로페스를 죽이는 것으로 아버지 제우스에게 대든 적이 있었다(제2차 왕자의 난이라고 하자). 제우스는 이때 아폴론에게 죗값을 치르게 하려고 아드메토스 왕의 양치기로 1년간 귀양살이를 시켰다. 어질고 착한 아드메토스^{Admetos} 왕은 아폴론에게 아주 잘해주었고 귀양살이가 끝나자 아폴론은 왕에게 보답을 하고 싶었다.

"사람 목숨은 하나뿐이지만 만약 대신 죽어줄 사람을 구해놓으면 그 사람을 대신 죽게 해주겠다."

아폴론 신의 성의가 고맙기는 하지만 왕에겐 이것도 곤혹스러운 일이었다. 도대체 남 대신 기꺼이 죽어줄 사람이 어디 있을까? 왕에겐 금실 좋은 왕비 알케스티스^{Alkestis}가 있었지만 차마 아내에게도 이 이야기를 털어놓

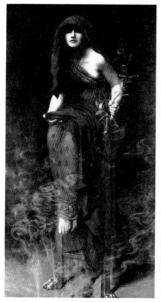
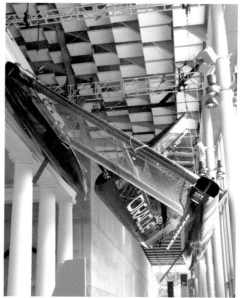

I 〈델피의 여사제〉, 콜리어John Collier(1850~1934).
II 2013년 아메리카스컵 요트대회에서 우승을 차지한 '오라클 팀 USA' 복제품. 오라클은 소프트웨어 브랜드 이름이지만 신탁이란 의미다. 샌프란시스코, 캘리포니아 과학아카데미. ⓒ박지욱

지 못했다. 누굴 강제로 지명하지도 못하는 착한 왕은 혼자서 끙끙 앓다가 그만 진짜 병을 얻어 앓아누워 버렸다. 왕은 다급해져서 가까운 친구들에게 내 대신 죽어주겠냐고 물었지만 '죽는 것만 빼고 뭐든지 다 해주겠다'는 답만 듣는다. 그러는 사이 병은 점점 더 깊어져 이승을 하직해야 할 순간이 왔다. 그때 아폴론이 나타났다.

"대신 죽어줄 사람을 찾았나?"

"아닙니다."

"아니, 아직도 대신 죽어줄 사람을 못 구했나? 이러면 내가 자네에게 보

답을 해줄 기회를 안 주는 거잖아? 이런 딱한 사람 같으니. 지금이라도 대신 죽어줄 사람을 구하면 자네는 살 수 있는데 어디 그런 사람 없어?"

이때 문 밖에서 그 이야기를 들은 아내가 뛰어 들어왔다.

"제가 대신 죽겠습니다!"

남편은 말리고, 아내는 뜻을 굽히지 않고… 금실 좋은 이 부부 부둥켜안고 눈물바다를 만들었을 테다. 입장이 난처해진 아폴론은 이러지도 못하고 저러지도 못하고. 그때 저승의 신 하데스의 아내 페르세포네가 나타났다. 남편과 아내에게 1년의 시간을 더 주고 이 부부를 죽음이 갈라놓지 않게 하기 위해 한날한시에 목숨을 거두어 가겠다는 약속을 하고 떠났다. 아폴론은 이 일로 느낀 점이 많았다.

'누가 대신 죽어준단 말인가? 대신 죽어줄 사람이라곤 사랑하는 가족밖에 없을 텐데, 그 사람의 죽음을 기꺼이 고맙다고 받을 사람이 또 어디 있을까? 결국 병 주고 약 준 셈이구나. 아, 나는 아직 수양이 덜 되었어.'

역시 이성의 신다운 모습이다. 이후로 아폴론은 자신의 경솔함을 뉘우치고 델포이에 칩거했다. 하지만 자신을 찾아오는 '어린 백성들'에게 앞날을 알려주는 일은 소홀히 하지 않았다. 그래서 많은 사람들이 자신의 앞날을 알아보기 위해 델포이로 찾아 왔다.

델포이의 신전에 온 청탁인들은 먼저 여사제 퓌티아를 만나 궁금한 점을 이야기한다. 이야기를 들은 퓌티아는 바닥의 갈라진 틈 위에 걸쳐놓은 삼각대에 앉는다. 그리고 벌어진 틈을 통해 땅 속 깊은 곳으로부터 올라오는 정체 모를 가스를 마시고는 정신이 혼미한 상태에서 아폴론의 신탁을 답으로 들려준다. 정신이 혼미해서 그런지 퓌티아의 이야기는 맥락이 없었다. 분명 아폴론의 예언이지만 청탁인들은 다 듣고 나서도 무슨 말인지 종잡을

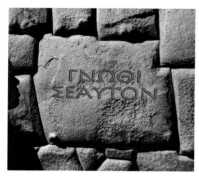

ㅣ 너 자신을 알라.

수가 없었다. 퓌티아가 가스를 너무 많이 마시고 헛소리를 하는 걸까?* 아
니다. 아폴론이 그렇게 말하기 때문이다.

아폴론은 인간의 앞날을 아주 정확하게 알려줄 수도 있었지만 그것이
외려 그 사람의 삶을 망친다는 것도 잘 알았기에 아주 조심스럽게, 갖은 은
유를 다 동원해서 아주 우회적으로 알려주었다. 그러다 보니 신탁 내용이 너
무 애매했다. 귀에 걸면 귀걸이요 코에 걸면 코걸이가 되었다. 사람들은 자
신의 운명을 알고 싶은 마음에 몇 날 며칠을 걸려 델포이로 찾아왔지만 들
으나 마나 한 신탁을 받아들고 실망했다. 그래서 뜻을 알 수 없는 애매모호
한 이야기를 들으면 '너 지금 델포이의 신탁 하니?'라고 말할 정도였다. 아폴
론표 델포이 신탁은 결국 알 듯 말 듯 도움이 되지 않는 말이라는 의미로 널
리 쓰이게 되었다. 하지만 아폴론은 굴하지 않고 한술 더 떠서 신전 입구에
다 이런 현판도 내걸었다.

"γνῶθι σεαυτόν(그노티 세아우톤: 자신을 알라!)"

* 학자들의 조사에 따르면 에틸렌, 벤젠, 이산화탄소, 유황 등의 가스 때문이란다. 하지만 신화를 과학으로 해석
하긴 곤란하지 않을까?

아, 자신의 미래를 아는 데 이 말보다 더 정확한 조언이 어디 있을까? 나중에 소크라테스를 통해 전 세계인에게 알려진 이 유명한 구절은 알고 보면 조심성 많았던 '소심한 남신' 아폴론의 고뇌에 찬 결단 끝에 나온 말이었다.

프뉴마 퓌토나

신문에 나온 『리부팅 바울』(김진호 지음, 삼인 펴냄)의 서평을 읽다가 아주 재미있는 대목을 발견했다.

"…〈사도행전〉 16장에 바울의 빌립보 행적이 나온다. 거기에 '**프뉴마 퓌토나** 들린 이'가 등장하는데, 프뉴마 퓌토나는 '점치는 귀신'이란 뜻이다."— ≪한겨레≫, 한승동 기자, 2013년 8월 25일.

'프뉴마 퓌토나pneuma phytona'에서 프뉴마는 정기, 정신, 영혼, 공기를 의미한다. 그럼 퓌토나는? 그리스 신화에 나오는 왕뱀 퓌톤Phyton에서 온 것이리라. pneuma phytona는 '왕뱀 퓌톤의 영혼이 깃든'이라는 의미로 해석하면 '예지력이 있다'는 뜻이 되고, 쉽게 생각하면 점쟁이란 의미다. 아마 마케도니아의 도시 필립보는 점쟁이들의 도시였던지 모른다.

➕ **pneuma phytona** 프뉴마 퓌토나. 왕뱀 퓌톤의 기운,

즉 예언력 혹은 성서에서는 점치는 귀신을 말한다.

← *pneuma* (그) 정기 + Phyton 퓌톤

흰 소 를 사 랑 한
크 레 타 의 미 노 스 왕 , 그 리 고 …

> 항구도시 피라에우스에서 조르바를 처음 만났다. 나는 그때 항구에서 크레타 섬
> 으로 가는 배를 기다리고 있었다.
>
> — 니코스 카잔차키스, 『그리스인 조르바』

2012년 여름, 중년 남성들 사이에 『그리스인 조르바』 열풍이 불었다. 이
야기는 주인공이 크레타^{Crete} 섬을 찾아가는 것으로 시작했다. 그리스에서
가장 크고 인구도 가장 많은 섬 크레타는 그리스의 역사와 신화에서도 아주
중요한 섬이다. 그래서 도처에 많은 이야기가 남아 있다.

크레타 섬(첫 페이지 지도 참조)은 제우스와 인연이 깊다. 자식이 태어나
자마자 잡아먹는 아버지 크로노스의 눈을 피해 어린 시절을 숨어 지내던 곳
이고(「크로노스와 시간」 참조), 성년이 되어서는 페니키아의 에우로페^{Europe} 공
주를 납치하여 숨겨둔 곳도 크레타다. 에우로페는 이 섬에서 미노스^{Minos}를

에우로페의 이름이 나중에 그리스를 포함하는 대륙의 이름 '유럽'이 되었다.
'유로화'도 여기서 왔다.

✚ Euro 유로 ← Europe 유럽 ← *Europe* (그) 에우로페

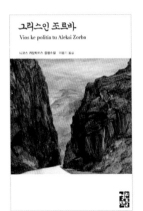

| 『그리스인 조르바』

낳았고 미노스는 크레타의 지배자가 되었다.

미노스 왕이 지배하는 크레타는 강성해져 주변에게 해Aegean Sea(첫 페이지 지도 참조)의 해상권을 장악했다. 미노스가 보기엔 제우스의 아들인 자신이 온 세상의 지배자였고 두려울 것도 하나 없었다. 하지만 바로 그 순간에 신은 인간을 질투하기 시작했다.

미노스는 자신과 왕국의 안녕이 아버지인 제우스, 그리고 크레타에 풍요로운 햇볕을 선사해주는 태양의 신 헬리오스Helios의 보살핌이라 여겨 두 신을 잘 섬겼다. 사람들에게 인기가 별로 없는 헬리오스는 자신을 잘 받들어주는 미노스가 너무 고마워 딸을 주어 아내로 삼게 했다. 이 불쌍한 여인이 바로 파시파에Pasiphae다. 강력한 군주의 아내가 된 것이 불쌍하다고? 그 사연을 들어보자.

미노스의 권력 기반은 섬이다. 섬은 바다에 속하고, 바다의 신은 포세이돈Poseidon이다. 그런데 미노스는 포세이돈을 무시했다. 질풍노도疾風怒濤로 상징되는 거친 신 포세이돈은 바다 한가운데서 자신을 업신여기는 오만한

2. 크레타의 미로 라비린토스

인간을 보고 기분이 어땠을까?

포세이돈은 동생 제우스와 힘을 합쳐 아버지 크로노스^{Kronos}를 제거하고 티탄들과도 맞서 싸웠지만, 제우스의 가문과는 사이가 나빴다. 아프로디테는 물론이고 훗날 아킬레우스의 어미가 될 님프 테티스^{Thetis}의 남편이 되겠다고 제우스와 다투었다(「아프로디테의 허리띠」참조). 제우스의 아내 헤라^{Hera}에게는 도시국가 아르고스^{Argos}를 빼앗겼고, 제우스의 딸 아테나^{Athene}에게는 도시국가 아테네^{Athens}를 넘겨주었다. 제우스의 아들 아폴론에게는 자신도 탐냈던 신탁으로 유명한 델포이/델피^{Delphoi/Delphi}를 빼앗겼다.

그런 포세이돈이 제우스의 아들, 더구나 인간에게 또 다시 무시당하고 있었다니. 포세이돈은 바다 괴물을 보내 미노스를 확 덮쳐버릴 수도 있었고 지진을 일으켜 섬을 가라앉혀 버릴 수도 있었지만, 이번에는 그답지 않게 치밀하고도 조용한 계책을 쓰기로 했다.

포세이돈은 해안에 이는 물거품을 이용해 눈이 부시도록 하얀 소를 한 마리 만들었다. 그리고 미노스를 불러 점잖게 부탁했다.

'흰 소를 하나 줄 테니 그것으로 내게 제사 한번 지내주게!'

쉽게 말하면 엎드려 절 받기. 미노스는 별 생각 없이 고개를 끄덕였다. 별로 어려운 일이 아니니까. 그런데 곧 문제가 생겼다. 흰 소를 본 미노스가 '소에게 그만 홀딱 반해버린' 것이다.

사람이 소에게 홀딱 반한다고 해서 놀랄 것도 없다. 미노스에게는 안 될 일도 아니니까. 일찍부터 바람둥이였던 왕은, 애정의 대상이 여성은 말할 것도 없고 남성에게까지 미쳐 미소년 밀레토스와의 애정 문제로 동생과 다투기도 했다. 포세이돈은 영리하게도 미노스의 분별력 없는 탐욕을 슬쩍 건드린 것이다.

신화 속 의학 이야기

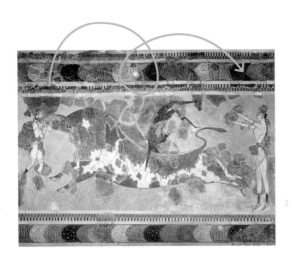

｜ 크레타 섬의 미노스 문명기에 만들어진 프레스코화. 소를 뛰어넘는 놀이를 보여준다. 한바퀴 돈 것 아닐까?

과연, 미노스는 흰 소가 너무 마음에 들어 포세이돈과의 약속을 어기고 다른 소를 잡아 제사를 대충 지내주었다. 포세이돈은 알고도 모른 척했을 테다. 그리고 흰 소는 아주 잘 고이 모셔두었다. 하지만 흰 소를 좋아한 사람이 또 하나 더 나타났다. 바로 불쌍한 파시파에 왕비.

'소머리 인간' 미노타우로스,
라비린토스에 갇히다

헬리오스의 정략결혼 정책으로 희대의 카사노바인 미노스에게 넘겨진 파시파에가 행복한 결혼 생활을 했을 리 없다. 어느 날 그녀가 남편이 아끼는 소를 보자마자 소에게 빠져버린 것은 아프로디테의 마력으로 가능한 일이었다. 포세이돈과 아프로디테, 심술궂은 신들은 인간을 이렇게 능욕했다.

파시파에는 난데없는 열정을 주체할 수 없었다. 크레타에 체류 중이던, 그리스 최고의 발명가이자 기술자인 다에달로스/다이달루스^Daedalos/Daedalus를 불러 해결책을 만들도록 부탁했다. 최고의 기술을 가졌지만 자신의 기술이 가져올 파국에 대해서는 깊이 생각하지 않았던 다이달로스는 소에 대한 왕비의 사랑을 물리적으로도 가능하게 해줄 장치를 만들었다. 그 결과, 왕비는 마침내 '소 자식'을 낳고 말았다.

왕비가 출산한 소의 자식은 머리는 소, 하체는 사람인 다시 말하면 '소머리 인간'이었다. 그 정도만 해도 참아줄 수 있겠지만 이 괴물은 특이하게도 사람을 잡아먹는 습성이 있었다.

괴물은 크레타 섬을 헤집고 다니며 사람들을 잡아먹었다. 사람들은 공포에 떨면서 괴물을 '미노스 왕의 황소', 즉 미노타우로스/미노타우루스^Minotauros/Minotaurus/Minotaur라고 불렀다. 정확히 말하자면 '미노스 왕의 총애하

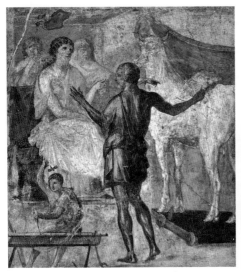
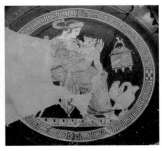

Ⅰ 파시파에 왕비에게 창의적인 기구를 만들어준 다이달로스. 기원 1세기 제작, 폼페이 벽화.
Ⅱ 파시파에와 미노타우로스.

는 흰 소와 왕비 사이에서 생긴 괴물'이다. 미노스 왕의 황소는 미노타우로스의 아버지일 뿐인데. 하여간 사람들은 이 식인 괴물과 미노스 왕과의 숨겨진 관계를 정확히 알고 있었다.

cannibalism 식인 습성

'카니발리즘'이란 카리브 해 주민들의 습성에서 왔다고 지은 이름으로 '식인습성'을 말한다.
✛ cannibalism ← **Canibales** (스) 카리브 사람
이런 고약한 습성이 이 지역에서 처음으로 발견되었다는 뜻인데, 이것은 스페인 개척자들의 인종적인 오해와 편견이 깃든 이름이다. 이미 그리스 신화에도 사람을 잡아먹는 이야기가 나오지 않는가? 제대로 하려면 '미노이즘minoism'이나 '크레티즘cretism'으로 해야 하지 않을까?

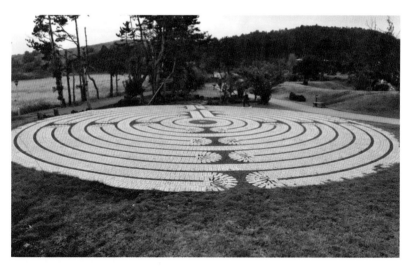

ㅣ 미로를 이용한 기도의 길, 제주 한림읍 이시돌목장 내 새미은총의 동산. ⓒ박지욱

　　미노스 왕은 자신의 이름이 꼬리표처럼 붙어다니는 소머리 인간에 대한 책임감을 느끼고, 괴물을 생포해서 가두어둘 공간을 만들기 위해 다이달로스를 불렀다. 일거리가 또 하나 더 생긴(!) 다이달로스는 자신의 창조물을 가두기 위해 아주 특별한 감옥을 만들었다. 이 감옥은 창살은 없지만 누구든 한번 들어가면 빠져나올 수 없도록 아주 복잡한 구조로 라비린토스^{Labyrinthos}라 불렸다. 미노타우로스는 생포되어 라비린토스에 갇혔다.

✛ labyrinth 미로, 미궁 ← *Labyrinthos* (그) 라비린토스

　　일단 괴물이 라비린토스에 갇히자 크레타 사람들은 괴물로부터 해방되었다. 하지만 애초부터 괴물을 죽일 마음이 없었던 미노스는 식인 괴물에

신화 속 의학 이야기

게 먹일 사료飼料가 필요해졌다. 그래서 이번에는 크레타의 속국인 아테네의 아이게우스Aegeus 왕에게 매년 일곱(혹은 여섯) 명의 청년과 처녀들을 조공租貢으로 바치게 했다. 소머리 인간을 키우는 것이 미노스에게는 일종의 취미 활동이었지만 사랑하는 자식을 공납물로 바쳐야 하는 아테네인들에게는 엄청난 비극이었다.

· ·

Labyrinthos 라비린토스

고대 그리스·로마 시대에 지하나 반지하에 건설한, 많은 방이나 통로로 이루어진 복잡한 구조의 건축물이다. 르네상스 유럽에서는 이 구조를 응용하여 높은 울타리로 갈래를 이룬 길이 복잡하게 얽힌 정원을 만들었다. 교회에서도 순례의 길을 대신해 제자리를 뱅뱅 도는 미로를 이용해 기도와 묵상의 길을 만들었다.

labyrinth 미로

우리 몸속에는 속귀內耳와 벌집뼈篩骨에 미로가 있다. 단면이 아주 복잡하지만, 반드시 외부와 연결되는 길이 있다.

영웅 테세우스,
아리아드네의 실타래를 따라

몇 년이 지났을까? 이 엄청난 비극도 그 끝이 보이기 시작했다. 아이게우스 왕이 잊고 있던 아들이 홀연히 나타났다. 헤라클레스를 자신의 모범으로 삼고 여러 괴물을 처치한 스펙을 차곡차곡 쌓아가던 건실한 청년 테세우스Theseus는 자신이 아이게우스 왕의 숨겨진 아들이란 사실을 알게 되자 아버지를 찾아가 자신이 괴물을 처치하겠다며 나선 것이다. 그는 자원하여 조공행렬에 끼었다.

이 일은 그렇게 만만하지 않았다. 괴물은 어떻게든 죽인다 쳐도, 라비린토스에서 빠져나오는 일은 불가능에 가까웠기 때문에. 하지만 방법이 영 없는 것도 아니었다. 때맞추어 미노스 왕의 딸 아리아드네Ariadne가 테세우스를 보자마자 한눈에 반해버렸다. 앞뒤 가리지 않고 한눈에 반해버리는 것은 아마 이 집안의 유전적 형질인가? 사실 아프로디테가 테세우스를 위해 힘을 좀 쓴 결과다. 아프로디테 역시 이 집안에 무슨 억하심정抑何心情이 있었는지 모르겠다.

테세우스로부터 사랑의 맹세를 들은 아리아드네는 괴물을 죽일 칼과 라비린토스를 빠져나올 실타래를 그에게 쥐어주었다. 테세우스는 실의 끝을 입구에 묶고 라비린토스로 들어간 후 괴물을 처치한 다음 실을 따라 밖으로

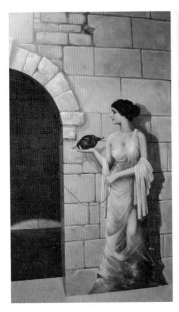
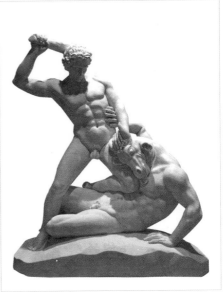

Ⅰ 실타래를 들고 있는 아리아드네. 제주시 그리스 신화박물관. ⓒ박지욱
Ⅱ 소머리 인간 미노타우로스를 때려잡는 테세우스. 제주시 그리스 신화박물관. ⓒ박지욱

빠져나올 수 있었다.

그런데 아리아드네의 실타래는 어디서 나온 아이디어일까? 다이달로스의 머리에서 빌려 온 것 아닐까? 다이달로스는 미로를 만든 인물이기 때문에 미로를 빠져나올 방책도 틀림없이 알고 있을 것이다. 그러니 이번 이야기의 숨은 주인공은 바로 다이달로스라고 말해도 틀린 것이 아니다. 다이달로스가 없었다면 미노타우로스도, 라비린토스도 없었을 테니 말이다. 그러

Ariadne's thread 아리아드네의 실타래

이 말은 아주 어려운 문제를 해결하는 실마리(!) 혹은 열쇠란 비유로 사용된다.

2. 크레타의 미로 라비린토스

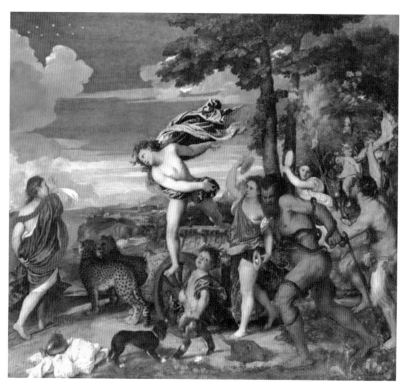

| 티치아노V.Tiziano, 〈디오뉘소스와 아리아드네〉(1522~1523년경), 런던 내셔널갤러리.

고 보니 미노타우로스의 이야기는 인간을 골려주려는 고약한 신과 그 꼼수를 헤쳐나가려는 인간의 의지로 점철된 이야기다.

테세우스는 사랑 때문에 조국을 버린 낙랑공주, 아니 아리아드네를 데리고 크레타 섬을 탈출하여 아테네(첫 페이지 지도 ⑤ 참조)로 향했다가, 중간에 들른 낙소스Naxos 섬(첫 페이지 지도 ⑥ 참조)에 아리아드네를 버리고 가버렸다. 남겨진 아리아드네는 술의 신 디오뉘소스Dionysos의 아내가 되었다.

테세우스는 자신 때문에 가족도 조국도 버린 아리아드네를 버리더니 그 역시 행복할 수는 없었다. 성공의 표시로 흰 돛을 걸고 오라던 아버지의 약속을 잊고 검은 돛을 걸고 고향으로 돌아가는 바람에 멀리서 검은 돛을 본 아버지 아이게우스가 모든 것을 포기하고 바다에 몸을 던져 스스로 목숨을 끊고 말았으니.

Aegean Sea 에게 해

테세우스의 아버지인 아이게우스^{Aegeus} 왕이 이 바다에 몸을 던진 데서 명칭이 유래되었다.

아리아드네의 당부

우리 몸속의 라비린토스

- 왕자님, 제 말을 아주 잘 들으셔야 해요. 라비린토스의 입구는 오리클auricle(귓바퀴) 옆의 어두운 동굴입니다. 동굴을 천천히 걸어가다 보면 얇은 장막을 만나게 된답니다. 이 장막에 부딪히면 통 하는 북소리가 저절로 납니다. 그래서 '고막鼓膜, tympanic membrane'이라 부르지요. 조그만 소리로도 북이 울려 잠든 미노타우로스를 깨울 테니 아주 조심하세요. 다이달로스가 만든 일종의 경고 장치랍니다. 아주 조용히 고막에 구멍을 내세요. 여기가 첫 번째 관문이랍니다. 저기 ―저랑 처지가 비슷한― 동방의 낙랑 공주가 자명고를 찢듯 과감히 찢지 마시고 조심스럽게, 소리 안 나게, 고막에 구멍을 내세요tympanostomy.

고막을 열고 들어가면, 옆으로 빠져나가는 길이 보일 겁니다. 그 길로 가시면 안 됩니다. 눈에 잘 띄는 길은 나조파링크스nasopharynx(비강)를 통해 다시 밖으로 나와버리는 길이지요. 이 길은 다이달로스가 라비린토스에 신선한 공기를 공급하고 압력을 조절하기 위해 만들어둔 환기구랍니다. 나중에 사람들이 유스타키오 관Eustachian tube이라 부를 통로지요. 조심스레 고막 안쪽을 만져보면 연이어 붙어 있는 뼈가 보일 겁니다. 이 뼈는 소리를 증폭시켜 라비린토스에 전달하는 장치인데 이소골耳小骨, ossicles이라 부르지요. 자

신화 속 의학 이야기

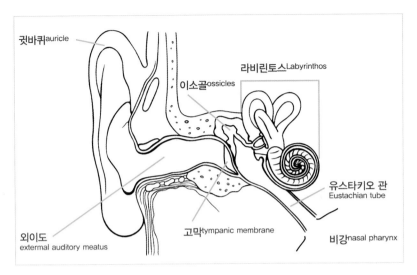

| 우리 몸속의 라비린토스.

세히 보시면 각각 망치 모양Malleus(망치뼈), 모루 모양Incus(모루뼈), 등자 모양 Stapes(등자뼈)입니다. 맨 마지막 등자 모양의 뼈가 붙어 있는 곳이 라비린토스로 가는 창문입니다. 등자 모양의 뼈를 손잡이처럼 잡고 힘껏 당기면 열리는 타원형 창문oval window 안으로 들어가세요.

이제 본격적인 라비린토스랍니다. 맨 처음에 널찍한 전정vestibule(앞뜰, 앞마당)이 나온답니다. 여기서 한 숨 돌리세요. 그런데 바닥을 보시면 자갈 같은 것(이석耳石, otolith)이 보이실 겁니다. 이 돌을 함부로 만지지 마세요. 돌을 던지거나 차버리면 라비린토스가 전체적으로 심하게 흔들리게 되어 있지요. 이 돌이 제자리에 놓여 있어야 라비린토스가 중심을 잡고 있답니다.

자, 다시 출발할까요?

먼저 갈림길을 만납니다. 한쪽은 달팽이집이랑 같은 구조랍니다. 아테

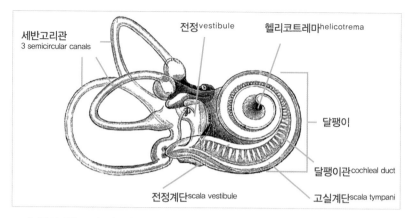

세반고리관
3 semicircular canals

전정vestibule

헬리코트레마helicotrema

달팽이

달팽이관cochleal duct

전정계단scala vestibule

고실계단scala tympani

| 내이의 복잡한 구조는 미로라 불릴 만하다.

네에서 오신 나의 왕자님, 혹시 로마인들이 쓰는 라틴어 좀 아세요? 조금 아신다고요? 잘됐네요!

먼저, '달팽이cochlea'라고 이름이 적힌 길로 가세요. 입구에 가면 이렇게 문이 세 개 보입니다. '달팽이관cochleal duct', '고실계단scala tympani', '전정계단scala vestibule'. 어느 길로 가도 모두 꼭대기까지 간답니다. 고실계단, 전정계단이라는 아름다운 이름에 넘어가 그 안으로 들어가진 마세요. 계단이 아니라 놀이동산에 있는 '아쿠아 루프' 속에 들어가는 것하고 똑같아서 물길에 미끄러져 휩쓸려버리지요. 끊임없이 흘러 다니는 이 두 물줄기는 달팽이의 정점인 헬리코트레마helicotrema에서 합수合水한답니다. 한번 빠지면 헤어 나오기가 무척 힘드니 절대로 '계단scala'으로 가는 문을 열지도 마세요.

－너무 복잡하오, 공주. 나는 단순한 놈이라 복잡한 것은 싫소.

－계단을 뜻하는 스칼라를 꼭 기억하시고 그 안으로 들어가지 마세요, 왕자님.

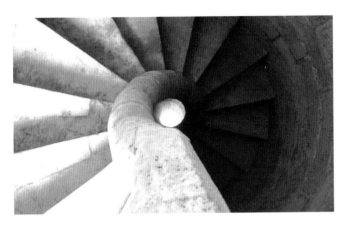

| 나선형 계단. ⓒ박지욱

- 좋소, 기억하리라. 그런데 헬리코트레마는 뭐요.
- 헬리코는 나선형(꽈배기 모양)이란 뜻이고, 트레마는 구멍이랍니다. 달팽이가 나선형이니 그 꼭대기에 만든 창을 헬리코트레마라고 하는 것이지요.
- 그런데 누가 보라고 간판은 걸어둔 게요?
- 다이달로스랍니다. 종종 라비린토스를 수리하러 들어가는데 본인도 길을 잃을까 봐 그렇게 표시해둔 것이랍니다. 물론 미노타우로스는 글자를 전혀 읽지 못한답니다.

그런데 미노타우로스가 여기에 없으면 다시 길을 내려와서 자갈이 깔린 전정까지 오셔야 해요. 다른 길로 들어가서 미노타우로스를 찾아야 한답니다. 두 번째의 입구에는 '반고리관 1, 2, 3'이라는 간판이 걸려 있지요. 이 길들은 놀이동산에 가면 탈 수 있는 '롤러코스터'와 비슷하답니다. 달팽이길은 끝까지 올라갔다가 되돌아 내려와야 하지만, 이 길들은 끝까지 가면 전정으로 되돌아온답니다. 이 안에도 물이 흘러 다니지만 여기도 미노타우로스를

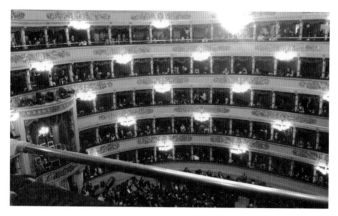
| 라 스칼라 극장. 관람석이 복층 구조라서 붙은 이름이다. 이탈리아 밀라노. ⓒ김훈

잘 찾아보서야 합니다. 그리고 제가 지금 드리는 실타래의 끝을 입구에 고정한 다음 슬슬 풀면서 들어가셨다가 미노타우로스를 처치하면 실을 따라 되돌아 나오시면 됩니다.

- 정말 고맙소, 공주. 내 기필코 성공해서 그대를 데리고 고국으로 돌아가 결혼할 것을 약속하오. 그런데 이런 이야기는 도대체 누가 다 알려준 거요?

- 누구겠어요? 바로 이 라비린토스를 만든 다이달로스지요. 그는 모르는 것이 없답니다.

1776년 오스트리아의 마리아 테레지아Maria Theresia 여제는 합스부르크 가문이 지배하는 이탈리아의 밀라노에 오페라 극장을 지었다. 이것이 유명한 '라 스칼라La Scala(Teatro Alla Scala)'인데 '층계식 극장'이란 뜻이다. 관람석이 층계를 차곡차곡 쌓아올린 것 같은 복층구조이다. 혹시 전국 각처에 있었던 '스카라 극장'들은 이 이름을 따온 것일까?

신화 속 의학 이야기

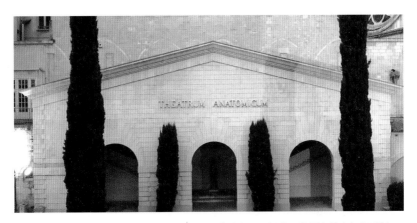

| 몽펠리에 대학교 해부극장. 'Theatrum Anatomicum' 이라고 쓰여 있는 해부실습실이다. ⓒ이연수

　라 스칼라가 있는 밀라노에서 멀지 않은 파도바에는 13세기부터 파도
바/파두아 대학 Padua University이 있었다. 16세기 그곳에는 당대 최고의 해부학
자인 베살리우스 Andreas Vesalius가 학생들을 가르치고 있었다. 1594년에 해부
학 강의를 위한 '계단식 강의실'이 처음으로 만들어졌는데 'Teator anatomi-
ca(해부극장)'였다. 가운데 시술자를 두고 학생들은 라 스칼라처럼 층층의 층
계 위에 올라가서 아래를 내려다 볼 수 있었다. 라 스칼라를 설계할 때 파두
아 대학 해부 극장의 구조를 참고했을까? 잘 모르겠다. 하지만 전 세계에 있
는 많은 의과대학은 파두아의 계단식 강의실을 본떠 해부학 실습실을 만들
었고, 이 흔적은 오늘날 우리나라의 의과대학에도 분명히 남아 있을 것이다.

✦ **scala** 사다리, 계단, 층계 　　　　　　✦ **scala** tympani 고실계단
✦ **scala** vestibule 전정계단 　　　　　　✦ **escala**tor 에스컬레이터

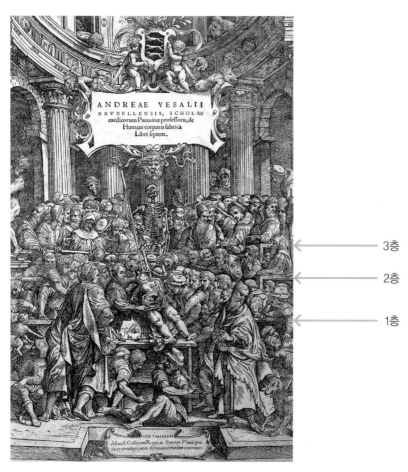

3층

2층

1층

I 1층, 2층, 3층의 층계식 강의실 구조가 엿보이는 베살리우스의 해부학 책 『파브리카Fabrica』(1543)의 표지.

이카로스의 비극과
미노스의 최후

금쪽같은 공주가 사랑에 눈이 멀어 테세우스와 도망친 사실을 알자 미노스 왕은 당장 다이달로스를 잡아들였다. 사건의 정황을 비추어 보면 도움을 준 이는 다이달로스밖에 없으니까. 화가 난 왕은 다이달로스와 그의 어린 아들을 주인 없이 남겨진 라비린토스에 가두어버렸다. 미처 실타래를 가져오지 못했던 다이달로스는 도저히 미로를 빠져나갈 수 없었다. 너무나도 완벽하게 설계된 자신의 라비린토스에 갇혀 아무 죄도 없는 아들과 함께 죽을 날만 기다리던 다이달로스는 어떤 생각이 들었을까? 완벽하기는 하지만 생각 없이 행동했던 자신의 기술 지상주의technism를 그제야 저주하고 후회했을까?

하지만 그 후의 이야기는 아주 유명하다. 다이달로스는 라비린토스에 떨어진 새의 깃털을 모아서 밀랍을 붙여 사람이 날 수 있을 큰 날개를 만들어 어깨에 달고 크레타 섬을 탈출하는 데는 성공했다. 하지만 아들은 아버지의 충고를 잊고 태양에 너무 가까이 다가가는 바람에 밀랍이 녹아 내려 날

실타래 없이도 미로를 빠져나오는 방법
· ·
벽의 한쪽 면을 놓치지 않고 끝까지 가면 출구로 나갈 수 있다.

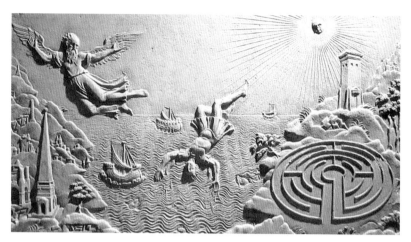

| 라비린토스, 헬리오스, 다이달로스, 이카로스가 등장하는 부조.

개는 공중분해되어 추락하고 말았다. 그 아들의 이름은 이카로스/이카루스 Icaros/Icarus였다. 태양의 신 헬리오스는 자신의 딸 파시파에의 결혼생활을 파경으로 이끈 다이달로스에게 이런 식으로 복수했다.

이카로스는 갔지만, 아직 다이달로스의 이야기는 남아 있다. 다이달로스가 탈출에 성공해 어느 곳엔가 숨어 지낸다는 사실을 알게 된 미노스 왕은 자신의 속국들에 사신을 보내 상금을 걸고 퀴즈 문제를 하나 내놓았다. 문제는 '실' 하나로 '달팽이' 등껍데기를 꿰어보라는 것. 다른 나라들은 모두 답을 맞추는 데 실패했지만 시칠리 왕은 정답을 가져왔다. 그 답은, 개미의 허리에 실을 묶고 달팽이 등껍데기 안에 넣으면 된다는 것이었다. 이런 답을 알 수 있는 사람은 누굴까? 옳거니, 다이달로스가 시칠리에 숨어 있구나!

미노스는 함대를 이끌고 시칠리로 가서 다이달로스를 당장 내놓으라고 으름장을 쳤다. 하지만 시칠리 왕은 손님을 예우해야 하는 그리스의 전통을

신화 속 의학 이야기

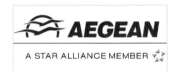

에게 항공의 엠블럼은 날아가는 두 마리 새를 형상화했다.
자꾸 다이달로스와 이카로스가 날아가는 모습이 연상된다.

깰 수 없다며 일단 미노스를 궁으로 초대했다. 그리고 관례에 따라 공주들에게 미노스의 목욕을 돕게 했다. 시칠리의 공주들은 미리 짜고 욕조에 들어가 있는 미노스에게 뜨거운 물을 한꺼번에 쏟아 부었다. 희대의 폭군이자 난봉꾼인 미노스는 이렇게 삶겨 죽었다. 그만 좀 하지. 이 모든 일의 시작이 자신의 탐욕 때문이란 것을 아직 깨닫지 못한 걸까? 도대체 미노스는 다이달로스를 잡아서 뭐하려고 그렇게 무리수를 둔 걸까? 하여간 이렇게 해서 포세이돈의 복수는 끝났다.

잠과 꿈,
그리고 죽음

아리아드네를 낙소스 섬에 꼼짝없이 묶어버린 잠. 그리스 신화에서 잠
의 신은 휘프노스Hypnos, 죽음의 신은 타나토스Thanatos로 형제지간이다. 우리
가 죽음을 영원한 잠永眠이라 부르며, 돌아가신 분께 '고이 잠드소서'라고 말
하는 것에서 알 수 있듯이 잠과 죽음은 서로 비슷해 보인다. 잠에서 깨어나
지 않는 것, 그것이 바로 죽음이다.

✚ **thana(to)- 죽음死, 죽음 본능 ← Thanatos 타나토스**
✚ euthanasia 안락사easy or happy death(=mercy killing)
✚ electrothanasia 감전사
✚ **thana**tology 임종학, 사망학
(참) Tartaros 타르타로스. 하데스 이전의 지옥의 신으로 가장 깊은 지옥이다.
(참) Tatar 타타르족. 북아시아와 동유럽에 살던 터키계 민족.
　　　　'저승 사자'처럼 무섭다는 의미로 불렀을까?

최면도 일종의 잠든 상태로 보기 때문에 최면과 수면은 서로 혼용한다.

✚ **hypno- 잠眠, 최면催眠 ← Hypnos 휘프노스**
✚ **hypn**osis 최면

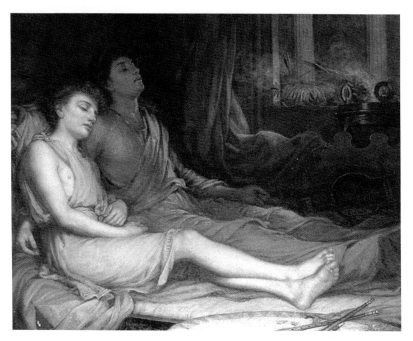

| 워터하우스John William Waterhouse의 〈휘프노스와 타나토스〉(1874). 개인 소장.

✛ **hypn**otic 수면의, 수면제, 최면의
✛ **hypn**agogic 잠이 들 무렵의 입면入眠
✛ **hypn**opompic 잠이 깰 무렵의 각면覺眠
(참) *Hermes psychopompos* 영혼을 데려가는 헤르메스

로마에서는 휘프노스에 해당하는 솜누스Somnus가 있다.

✛ **somno- 잠**眠 ← Somnus 솜누스
✛ **somn**olence 졸림, **somn**olent 졸리는
✛ **somn**ambulism 몽유병夢遊病 ← *somnambulismus*(라) ← *somnnus*(라) 잠 + *ambulare*(라) 걷다
✛ **somn**ography 수면을 분석하는 그래프

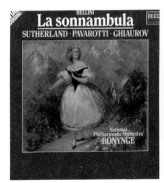
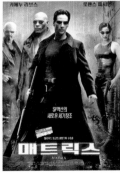

I 벨리니Vincenzo Bellini는 오
페라 〈몽유병 여인La Son-
nambula〉을 남겼다.
II 유명한 영화 〈매트릭스〉
에서도 모피어스(모르페
우스)를 만날 수 있다. 모
피어스가 네오를 훈련시
키는 방법이 무엇이었을
까? 바로 꿈이다.

솜누스는 꿈을 관장하는 아들들을 여럿 두었는데 가장 유명한 꿈의 신
은 모르페우스Morpheus다. 잠이 없다면 꿈도 없으니 꿈은 잠의 아들일 수밖에.

신화에는 꿈에 관한 이야기가 많이 전해오지만 별로 좋은 이야기는 없
는 것 같다. 하지만 이런 이야기가 전해온다. 테살리아의 왕비 할퀴오네/할
시오네Halcyone/Halkyone는 에게 해로 여행을 떠난 남편을 위해 매일 헤라 여신
에게 지극정성으로 무사안녕을 빌었다. 남편이 제우스의 미움을 받아 번개
를 맞고 죽어버린 것을 모른 채. 그래서 헤라는 매일 자신에게 축원을 올리
는 할퀴오네가 측은하다는 생각이 들었다. 헤라는 할퀴오네에게 남편의 죽
음을 알리도록 무지개의 여신 이리스Iris를 휘프노스에게 보냈다. 헤라의 명
을 받은 휘프노스는 꿈을 담당하는 아들들 중 변모變貌에 능한 모르페우스를
불렀다. 아버지의 명령을 받은 모르페우스는 죽은 남편의 모습으로 감쪽같
이 '변신'하여 할퀴오네의 꿈속으로 들어갔다. 꿈에서 남편의 죽음을 확인한
할퀴오네는 너무 슬퍼 바다에 투신하여 목숨을 끊었다. 신들은 이 부부를 불
쌍히 여겨 물총새kingfisher bird로 만들었다.

물총새가 된 할퀴오네는 동지 무렵에 바다 위에 둥지를 짓고 알을 낳았

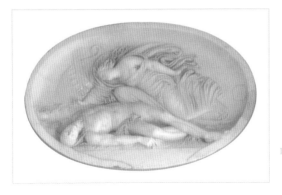

꿈에서 죽은 남편을 만나는 할
퀴오네. 배가 난파하여 죽었다
는 내용을 꿈으로 본다.

✦ **Halcyon** *pileata* 청호반새(검은머리물총새 Black-Capped Kingfisher).
할퀴오네의 이름이 학명에 붙었다.

단다. 친정아버지인 바람의 신 아이올로스^Aeolos는 외손자들이 편안하게 태
어나라고 이 무렵에는 바람을 잠재웠다. 덕분에 동지를 전후한 보름 정도는
바다에 바람도 파도도 없이 잠잠해지는데 사람들은 이때를 'halcyon days'
라고 불렀다. 이후로 halcyion은 '평온하다'는 의미로 쓰였다.

　　그런데 할퀴오네/할시오네란 이름은 유명한 어쩐지 낯설지가 않다. 유
명한 수면제의 이름 중 할시온^Halcion이 어쩐지 테살리아의 왕비 할퀴오네의
이름을 떠올리게 하니까.

✦ halcyon 평온한 ← Halcyone/Halkyone 할퀴오네
✦ Halcion® 할시온; 수면제인 트리아졸람^triazolam의 상품명. ← halcyon 평온한
수면제 할시온은 불쌍한 할퀴오네의 가엾은 이야기보다는 '평온하다'란 뜻의 halcyon에서 영감
을 받았을 가능성이 높다. 누가 자살한 여인의 이름을 약에 붙이고 싶겠는가? 하지만 그 뿌리는
결국 불쌍한 왕비의 이름이다.

다양한 '모습'으로 변신할 수 있는 모르페우스는 모습, 모양, 형체라는
의미를 지니게 되어 그리스어 *morphe*로 남았다.

✛ **morpho-** **모양, 형체** ← Morpheus 모르페우스
✛ **morph**ine 모르핀
✛ **morph**ea 국소피부경화증
✛ **morph**ology 형태학
✛ meta**morph**osis 변태變態
✛ Meta**morph**oses 로마의 시인 오비디우스^{Ovidius}의 「변신變身 이야기」
✛ a**morph**ous 무정형, 형태가 없는

1804년에 독일의 약리학자 제르튀르너^{Wilhelm Friedrich Serturner}(1783~1841)
는 양귀비에서 얻은 즙, 즉 아편^{opium}을 가공하여 진통 효과가 10배나 강한
알칼로이드를 분리했다. 꿈의 신 모르페우스의 이름에서 가져와 모르피움
^{morphium}이라 불렀고 오늘날에는 모르핀^{morphine}이라 부른다.

✛ opium → 오피움의 음을 따서 → 아편阿片
✛ morphine 모르핀 ← Morphium 모르피움 ← Morpheus 모르페우스

1919년에 마장디^{Francois Magendie}는 동맥류를 앓는 소녀의 불면증에 모르
핀을 사용했다. 소녀는 일시적이나마 통증에서 벗어나서 '꿈 꿀' 정도로 푹
잤을 것이다.

한편, 헤시오도스^{Hesiodos}가 지은 『신통기^{Theogony}』에서는 세상이 어둠에
서 시작했다고 한다. '어둠'의 신 에레보스^{Erebus}와 '밤'의 여신 닉스(닉스)^{Nyx}
사이에서 '노쇠'의 신 게라스^{Geras}, '비난'의 신 모모스^{Momus}, '애욕'의 신 필로

테스Philotes, '불화'의 여신 에리스Eris, '고뇌'의 신 오이쥐스Oizys, '거짓말'의 신 아파테Aphate가 태어났다. 특이하게도 느낌이 전혀 다른 '낮'의 여신 헤메라 Hemera와 '대기'의 여신 아이테르Aether도 이 사이에서 태어났다.

이 이야기는 어둠 속이나 밤중에 노쇠함, 비난, 고뇌, 애욕, 불화, 거짓 말, 죽음, 잠이 활개를 펼친다는 의미일 것이다.

✚ **nocturnal 야간의** ← *nox* (라) **밤** ← **Nyx** 늬스
✚ **noct**urnal blindness 야맹증
✚ **noct**urnal amblyopia 야간 약시
✚ **noct**urnal enuresis 야뇨증
(참) **noct**urn 저녁 기도
(참) **noct**urne 야상곡, 녹턴

✚ *noxa* (라) 해harm
✚ **nox**ious ← (라) *noxius* 상처를 주는, 해로운, 나쁜

✚ *noso* (그) 질병
✚ **noso**comial 병원에서 생기는

✚ **gero- 노인** ← **Geras 게라스**
✚ **ger**ontology 노인학
✚ **ger**iatic medicine 노인의학
✚ pro**ger**ia 조로증부老症

연금술사들은 자신이 헤르메스의 후예라고 여겼고 카두세우스를 직업적 상징으로 썼다. 사실상 중세 시대의 화학자였던 연금술사들은 다양한 물질을 변화시키려는 노력을 통해 화학적 지식을 쌓아갔다. 그 과정을 통해 의약품도 만들었다.

고대에는 천체와 물질은 서로 연결되고 이것은 인체의 장기나 질병에도 영향을 준다고 생각했고, 행성에 신의 이름을 붙였듯 지상에서 사용하는 원소에게도 신의 이름을 붙였다. 덕분에 천체 – 신 – 원소들의 이름은 한 줄로 꿰게 된 것이다. 현대의 화학자들도 연금술사의 전통을 존중해 새로운 원소를 발견하게 되면 천체의 이름이나 신의 이름을 많이 사용했다.

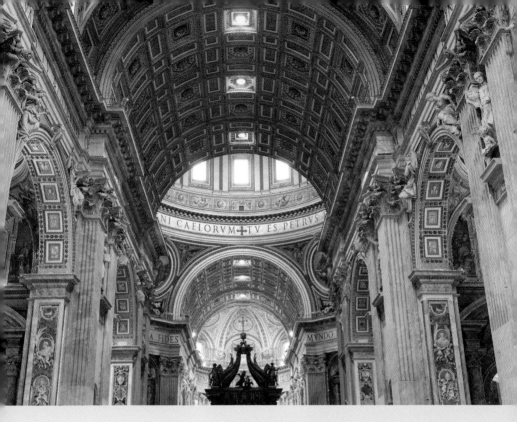

내 머릿속의
바윗돌

3

카오스에서
태어난 가스

귀여운 파트라슈가 가여운 네로의 무거운 우유 수레를 끌던 장편 만화 영화 〈플란다스의 개〉를 아는지? 네로가 태어나기 200년 전인 17세기 플란다스에 의사 헬몬트Jan Baptista van Helmont(1580~1644)가 살았다. 화학에도 관심이 많았던 그는 숯을 태울 때 나오는 희뿌연 '스피리투스 실베스트레spiritus sylvestre(숲의 정기)'가 포도즙이 발효할 때 생기는 보이지 않는 정기와 같은 '것'이라 믿었다. 이것은 그때까지 과학자들이 알고 있던 물질의 두 가지 상태, 즉 액체나 고체 그 어디에도 속하지 않았다.

그 새로운 상태의 것은 볼 수도 만질 수도 없었기에 뭐라고 부를지 혼란스러웠는데, 자신이 발견한 새로운 상태에 맞는 이름을 찾기 위해 헬몬트는 그리스 신화를 뒤져보았다. 거기에서 태초의 혼돈을 뜻하는 '카오스chaos'를 찾아내어, ch는 g로 바꾸고 o는 버려서 새로운 용어 '가스gas'를 만들었다.

고체solid는 단단하다는 뜻의 라틴어 *solidus*에서, 액체liquid는 흐르다라는 뜻의 라틴어 *liquidus*에서 유래한 데 비해, 가장 간단해 보이는 가스gas는 완전히 새로 만들어진 신조어新造語였다.

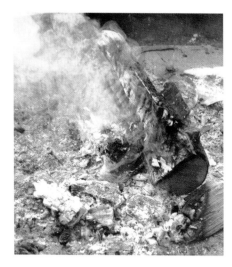

I 숯을 태우며 나오는 이 희뿌연 것을 뭐라고 부를까요? ⓒ박지욱

내가 그의 이름을 불러주었을 때
그는 나에게 다가와서
꽃이 되었다

— 김춘수, 「꽃」 중에서

시인의 노래처럼, 헬몬트는 그것에 가스라는 이름을 만들어 불러준, 그래서 최초로 가스를 발견한 인물이 되었다. 무엇을 인식하고 거기에 걸맞은 이름까지 지어낸다는 것은 대단히 힘든 일이다. 지금 생각해보면 헬몬트를 고민하게 만든 가스는 바로 이산화탄소$^{carbon\ dioxide}$였다.

물질의 3상狀

➕ gas ← *chaos*   ➕ solid ← *solidus*   ➕ liquid ← *liquidus*

다양한 가스

우리가 가스라고 부르는 기체에는 아주 다양한 의미가 숨어 있다.

- 가스 나왔어요?

병실에서 의사가 환자에게 이렇게 물을 때의 가스는 장내 가스, 즉 방귀[flatus]이다. 방귀는 이산화탄소(CO_2), 수소(H_2), 메탄(CH_4)이 주성분이다.

- 가스 중독됐어요!

지금은 드문 일이지만 1990년대 중반까지만 해도 겨울 아침에 응급실 문을 박차고 이렇게 외치며 들어오는 환자들이 많았다. 이들은 재빨리 고압 산소치료를 받아야 하는 연탄가스 중독 환자들이었다. 이 유독가스의 성분은 일산화탄소[carbon monoxide]이다.

- 우리 집에 가스 한 통 보내주세요.

이런 전화를 받고 인근 가스 판매점에서 실어오는 원통형의 용기에 담긴 가스는 LPG이다. 이 가스의 주성분은 프로판(C_3H_8)이다.

- 가스 넣고 가지.

우리나라 운전자들이 이렇게 말하면 충전소에 간다는 이야기다. 이곳에도 역시 LPG라고 표시되어 있지만 이 가스의 주성분은 부탄(C_4H_{10})이다.

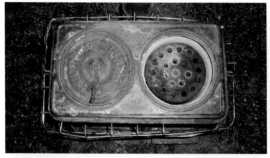
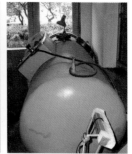
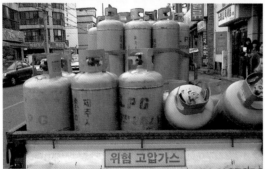
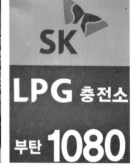

Ⅰ 연탄을 피우면 일산화탄소가 생긴다. 강원도 진부 시외버스터미널에서, 2009년 2월. ⓒ박지욱
Ⅱ 연탄가스, 즉 일산화탄소에 중독되면 고압 산소 탱크로 치료한다.
  서울대학교병원 병원역사박물관에서. ⓒ박지욱
Ⅲ 가정용 LPG는 프로판 가스로 취사와 난방용으로 쓴다. ⓒ박지욱
Ⅳ 차량 연료로 사용하는 LPG 는 부탄가스다. ⓒ박지욱

LPG 는 무슨 가스?

LPG가 무엇의 약자인지 물어보면 많은 사람들이 '액화 프로판 가스liquified propane gas'라고 답을
한다. 이는 틀린 말이다. '액화 석유 가스liquified petroleum gas'가 정답이다. LPG에는 석유에서 나오
는 여러 가스가 섞여 있는데 그 주성분은 부탄과 프로판 가스다. 같은 LPG라도 가정용에는 주로
프로판을, 차량용에는 주로 부탄을 사용한다. 이 둘은 끓는점이 달라서 가정용 프로판 가스를 차
량에 사용하면 폭발의 위험이 높다.

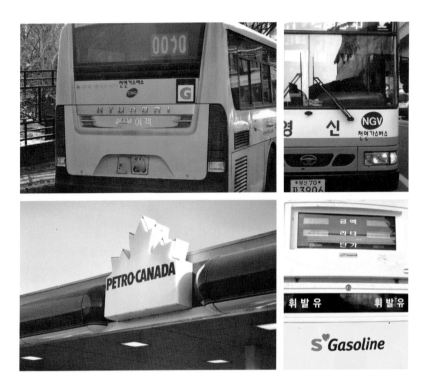

Ⅰ CNG는 Compressed Natural Gas의 약자(현대자동차)다. 서울시내버스. ⓒ박지욱
Ⅱ NGV는 Natural Gas Vehicle의 약자(대우자동차)다. 부산시내버스. ⓒ김수경
Ⅲ 캐나다의 주유소. ⓒ박지욱
Ⅳ 휘발유가 바로 가솔린이다. ⓒ박지욱

- 도시 가스 요금 인상.

여기서 말하는 가스는 액화 천연 가스LNG, liquified natural gas다. 주성분은
메탄(CH_4)으로 예전에는 유정油井의 압력을 줄이기 위해 그냥 태워 없애버
렸지만 기름값이 오르자 이것도 모아서 연료로 사용하고 있다. 대도시에서
배관을 통해 각 가정으로 공급되고 있고 시내버스의 청정 연료로도 쓴다.

미국에서는 자동차 연료를 'gas'라고 부른다. 그래서 gas를 넣는 곳은 'gas station'이다. 하지만 주유소에서 기체로 된 gas를 넣는 것이 아니라 우리처럼 액체 연료인 가솔린^{gasoline}을 넣는다. 가솔린을 가스라 줄여 부르는 것이다. '휘발유'란 쉽게 증발하는 기름이란 의미 아닌가?

✚ gas ← gasoline 휘발유揮發油

하지만 영국에서는 이것을 '페트롤^{petrol}'이라 부른다. 석유라는 이름에서 왔다.

✚ petrol ← petroleum 석유石油

우리나라에서는 가스도, 페트롤도 아닌 그냥 '기름'이라 부른다.

✚ 기름 ← 휘발유揮發油

나라도 이름도 다 달라도 넣는 것은 모두 같은 것, 즉 휘발유다.

✚ gas(미국) = petrol(영국) = 기름(우리나라) = 휘발유

이렇듯 가스라는 이름 아래 상황에 따라 서로 다른 뜻으로 쓰이고 있다. 종종 그 뜻을 정확히 이해하지 못해 혼란이 생긴다.

돌에서 나오는 기름

그렇다면 석유를 뜻하는 페트롤리움^{petroleum}이라는 단어는 어디서 온 것일까?

1556년 독일의 광물학자 바우어^{Georg Bauer(1494~1556)}는 '바위'를 의미하는 그리스어 *petra*에 '기름油'을 의미하는 *oleum*을 결합시켜 petroleum이란 용어를 만들어냈다. 이것을 그 의미를 살려 우리는 석유石油라고 번역하여 쓰고 있다.

✚ petroleum 석유 ← petroleum ← *petra* (그) 바위, 돌 + *oleum* (그) 올리브유, 기름

페르시아제국 시대 때부터 석유는 약으로 사용해왔다. 가래를 삭이고 기생충을 없애고 몸에 땀을 내는 데 주로 썼다. 지금에야 이런 목적으로 석유를 먹는 사람은 없겠지만 석유는 여전히 우리 주변에서 약으로 사용하고 있다. 무엇일까?

1859년에 미국의 화학자 치즈브로^{Robert Augustus Cheesebrough(1837~1933)}는 유정油井에서 일하는 근로자들이 상처를 입으면 그 자리에 기름 찌꺼기^{rod wax}를 바르는 것을 보았다. 무슨 효과가 있을까 살펴보니 이 찌꺼기가 지혈도 시

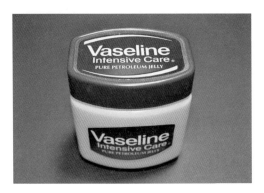

| 바셀린은 '순수한 석유 젤리'라는 부제가 붙어 있다. ⓒ박지욱

키고 상처도 빨리 낫게 했다.

치즈브로는 기름 찌끼 연구를 시작했고, 그러던 어느 날 그는 새로 만든 약을 담을 빈 병이 부족하자 하는 수 없이 아내의 '꽃병vase'을 비우고 담았다. 그 꽃병에 담았던 발명품은 나중에 바셀린Vaseline이란 이름을 붙였다. 이렇게 세상에 나온 연고는 오늘날에도 화상이나 상처에 사용하는 피부 보습제의 일반 명칭이 되었다.

✚ Vaseline® 바셀린 ← vase (꽃병) + line (성분이름에 사용하는 어미형)

집에 하나 정도는 있을 바셀린의 포장이나 상표를 유심히 본 적이 있는지? 이렇게 씌어 있을 것이다.

pure petroleum jelly (순수 석유 젤리)

자, 이제 바셀린 연고가 무엇으로 만드는지 모르는 사람은 없겠지!

"휘발유 냄새를 좋아하면 기생충 약 먹어야 된다."

어르신들께서 이런 이야기를 하신 것은 그렇게 오래전의 일도 아니다. 무슨 의학적 근거야 있었겠느냐만, 혹시 연막 소독 차량을 뒤쫓아 다니는 꼬맹이들을 말리려고 나온 이야기는 아닐까?

연막 소독은 살충제를 석유나 경유와 섞어 가열하면 만들어지는 연기를 분무하는 소독법이다. 풋복숭아 향이 나는 살충제, 매캐한 석유 냄새, 뭉게뭉게 피어오르는 하얀 연막, 더하여 가슴을 설레게 하는 엔진 소음…, 놀 거리도 없이 심심하게 지내던 동네 꼬맹이들을 홀리기엔 이만 한 것이 없었다.

알고 보면 유해한 살충제와 매연을 일부로 졸졸 따라다니며 들이마시는 것이고, 사고도 날 수도 있고, 너무 멀리 가서 집 못 찾아간 아이들도 있고, … 혹시 연막 소독 못 따라가게 하려고 어른들이 지어낸 이야기는 아니었을까? 지금은 그런 생각이 든다. 하여간 이제는 인체에 유해하고 환경을 오염시키는 연막소독은 하지 않는 추세란다.

신화 속 의학 이야기

내 머릿속의
바윗돌

돌이나 바위를 의미하는 그리스어 *petra*는 우리 몸속에도 있다. 두개골 skull의 관자뼈側頭骨: temporal bone의 안쪽을 보면 뾰족한 바윗덩어리처럼 보이는 곳을 추체錐體 혹은 바위petrose라고 부르니까.

돌쇠, 바우라는 이름은 우리 고유 이름에서 흔하다. '바위'는 서양에서도 많이 쓰는 이름인데, 아마 가장 유명한 이는 아마 성서에 등장하는 베드로일 것이다. 베드로가 왜 바위냐고?

예수께서는 열두 제자 중 한 사람인 시몬에게 장차 교회의 반석盤石이 되라는 뜻으로 히브리어로 '케파스Cephas'라는 이름을 특별히 내려주었다. 케파스는 발음보다 그 뜻을 그대로 살려 여러 언어권에서 사람 이름으로 애용되었다. 페트로스Petros(그리스어), 페트루스Petrus(라틴어), 피터Peter(영어), 페테르Peter(독일어), 피에르Pierre(프랑스어), 피에트로Pietro(이탈리아어), 페드로Pedro(스페인어·포르투갈어), 표토르Pyotor(러시아어), 베드로(우리나라)가 모두 서로 약간씩 달리 불려도 그뜻은 모두 한뜻으로 '바위'다.

12사도 중 으뜸인 베드로는 로마로 가서 순교하였다. 그의 무덤 위에 세상에서 가장 큰 성당이 세워졌는데 그 이름 역시 성 베드로 성당St. Peter' Basilica이다. 베드로의 후계자로 추앙받는 교황은 바로 이 성당 안에 안치된 베드로

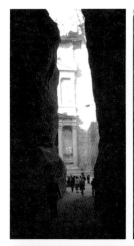
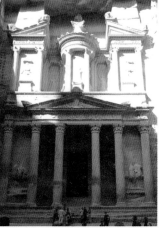
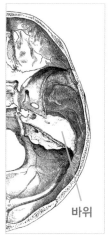

바위

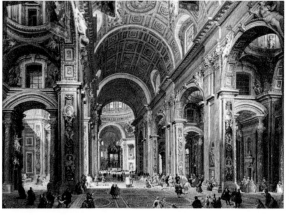
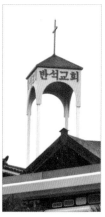

Ⅰ 영화로도 유명한 요르단의 고대 도시 페트라. ⓒ송희용
Ⅱ 두개골의 내부에 보이는 바위. 『그레이 해부학Gray's Anatomy of the Human Body.』.
Ⅲ '바위'를 의미하는 로마의 성 베드로 성당의 내부. 한가운데에 베드로 묘소의 천장 덮개가 보인다. 그
  곳에는 "내가 네게 이르노니 너는 베드로라 내가 이 반석(베드로) 위에 내 교회를 세우리니"라는 성경
  구절이 적혀 있다. 지오바니 파니니Giovanni Paolo Panini가 그린 성 베드로 성당의 내부 정경.
Ⅳ 반석교회의 반석은 교회의 기반석이 된 베드로를 의미한다. ⓒ박지욱

의 무덤 위에서 미사를 집전한다.

갈릴리 바다에서 고기 잡던 어부 시몬은 예수님의 의도대로 '케파스'가 되어 기독교 교회의 '베드로', 즉 기반석^{基盤石}이 되었다. 그러고 보니 우리나라 곳곳에서 만날 수 있는 '반석교회'의 이름에 숨겨진 사연도 어쩌면 알 것도 같다.

3. 내 머릿속의 바윗돌

살라만드라와 석면

살라만드라^{Salamandra}는 그리스·로마 신화에 등장하는 괴물은 아니지만 누구라도 한 번 정도는 읽어보았을, 아니 읽다가 말았을 벌핀치^{Thomas Bulfinch}의 『그리스 로마 신화^{The Age of Fable}』(1855년)에 나오는 괴물이다.

살라만드라는 불 속에 사는 도마뱀 모양의 동물로 생물학의 아버지인 아리스토텔레스도 이 동물에 대한 이야기를 남겼는데, 불에 타지도 않고 불을 끌 수도 있는 상상 속의 동물이었다. 하지만 지금도 살라만드라(샐러맨더)라고 부르는 동물이 있으니, 바로 도롱뇽^{salamander}이다.

도롱뇽은 도마뱀과 비슷하게 생겼지만 코가 짧고 앞발에는 4개, 뒷발에는 5개의 발가락이 있으며 꼬리는 훨씬 길다. 그래서 도마뱀을 보면 징그럽다고 달아나는 꼬맹이들도 좀 귀엽고 순하게 생긴 도롱뇽은 맨손으로도 곧잘 잡곤 한다.

벌핀치가 쓴 신화 관련 책

벌핀치는 신화에 관한 책을 세 권 썼는데 모두 다 유명하고 우리도 다 잘 아는 이야기다.

『그리스 로마 신화^{The Age of Fable/Stories of Gods and Heroes}』(1855년)

『아더 왕의 전설^{The Age of Chivalry/Legends of King Arthur}』(1858년)

『샤를마뉴의 전설^{Legends of Charlemagne, or Romance of the Middle Ages}』(1863년)

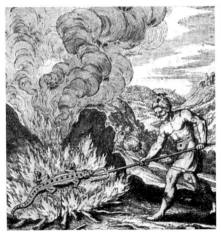
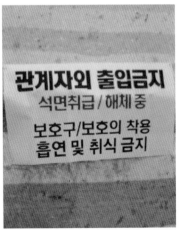

I 불 속에 사는 샐러맨더. *The Story of Alchemy and the Beginnings of Chemistry*(16세기).
II 건축물 내부에 단열재로 널리 쓰였던 석면을 제거하기 위해서는 보호구와 보호의를 착용하는 등 전문적이고도 아주 엄격한 작업 수칙이 적용된다.

✦ Salamandra 살라만드라 → salamander 샐러맨더

전설상의 살라만드라가 불에 끄떡도 하지 않는 것은 피부에 분비하는 젖빛 액체 때문인데 이것은 아주 독성이 강하다고 알려져 왔다. 그래서 '살라만드라를 맨손으로 잡으면 안된다'며 절대로 잊지 못하도록 아버지는 자식의 뺨을 때려 기억하게 하는 이야기가 벌핀치의 『그리스·로마 신화』에 나온다.

사람들은 불에 타지 않는 석면asbestos이 전설상의 동물 살라만드라의 가죽이라 여겼다. 석면은 4,000년 이상 인류가 써왔다. 절대로 타지 않는 성질 때문에 그리스·로마 시대에는 신전을 밝히는 신성한 불의 심지로 사용했다. 19세기 말부터는 전쟁과 건축 붐을 타고 대량으로 채굴하여 우리의 일

상에서 널리 사용했다. 그러고 보니 실험실에서 알코올램프를 가열할 때 비커^{beaker} 밑에 까는 것도 석면철망$^{asbestos\ wire\ gauze}$, 전국 방방곡곡에서 흔히 보던 회색 지붕도 모두 석면 슬레이트였다. 하지만 폐암, 중피종^{mesothelioma}, 석면 폐증^{asbestosis}을 일으키는 고약한 성질이 나중에 알려져 지금은 우리나라에서도 제조·사용·수입이 금지된 1급 발암물질이다.

✛ asbestos 석면 ← (라) *asbestinon* ;
 ← *a-* (라) 아니다 + *sbestos* (라) 꺼지다; 불에 타지 않는, 꺼지지 않는

　살라만드라 이야기도 결국 석면이 위험하다는 경고처럼 들리는데, 석면의 유해성이 비교적 최근에야 밝혀졌다는 사실을 고려하면 그저 놀라울 따름이다. 도대체 옛날 사람들은 석면의 유해성을 어떻게 알았을까?

　생각해보면 석면처럼 우리가 널리 사용했던 공해물질이나 유독물질은 대개 나중에 그 유해성이 확인되어 사용 금지되는 것이 꽤 많다. 미나마타병을 일으킨 유기 수은, 이타이이타이 병을 일으킨 카드뮴, 가전제품에서 발산하는 전자파, 살충제 DDT, 합성세제, 옷감에 사용하는 포르말린, 식품 첨가제, 가습기용 살균제 등 이루 헤아릴 수 없이 많은 물질이 대중의 사랑을 받았다가 많은 인명이 상하고 나서야 유독 물질로 판명되었다.

　이번에는 본의 아니게 공해병의 원인이 되는 물질에 이름을 남긴 불운한 사나이의 이야기를 한번 알아보자.

카드모스와
이타이이타이 병

페니키아의 에우로페 공주가 크레타로 납치되어 미노스의 어머니가 된 사연은 앞서 미노타우로스의 이야기에서 밝혔다(68쪽 참조). 이번에는 그 여동생을 잃은 남자의 이야기다.

금쪽 같은 공주가 실종되자 아게노르^Agenor 왕은 카드모스/카드무스 ^Kadmos/Cadmus 왕자를 불러서 무슨 수를 써서라도 누이를 찾아오라고, 만약 찾지 못하면 고향으로 돌아올 생각도 말라는 가혹한 명령을 내렸다. 왕자는 비장한 각오를 품고 누이를 찾아 그리스를 구석구석 돌아다녔지만 허사였다. 제우스가 저지른 일인데 인간이 그것을 어떻게 해결할 수 있었을까?

카드모스는 이렇게 그리스를 돌아다니면서 페니키아 문자인 알파벳^alphabet을 그리스로 전파했다고 전해진다.

누이를 찾지도 못하고 그리운 고향으로 다시 돌아갈 수도 없는 처지가 된 카드모스는 자신의 운명을 아폴론의 신탁에 묻는다. 모든 상황을 잘 알

Alphabet 알파벳
· ·
그리스어 첫 글자인 α(alpha) + β(beta)에서 이름이 나왔다.
한글의 옛 이름 중에 가갸글도 있다. 당시 한글 체계가 '가갸…'로 시작해서 붙은 이름이다.

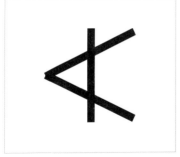 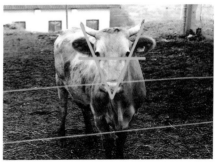

Ⅰ 페니키아의 알파벳 중 그리스 문자. 알파에 해당하는 글자로 소牛 모양에서 따온 것이다. 영락없는 소의 머리 모양이다(Ɐ). 뒤집어 보면 알파벳 A 모양이다(A). 페니키아의 공주, 소로 변한 제우스, 그리스 문자의 처음 글자 알파, 모두 연관성이 있다.
Ⅱ 소머리에서 나온 'A'. ⓒ박지욱

고 있는 아폴론은 카드모스를 단념시키는 수밖에. 그래서 카드모스에게 새로운 임무를 정해주었다.

"신전을 나가서 제일 처음 발견하는 암소를 따라가거라. 소가 걸음을 멈추고 눕거든 그 자리에 도시를 세우고 '테베/테바이Thebes/Thebai'라고 부르도록 하여라!"

애매하기로 유명한 아폴론의 신탁이었지만 이번에는 카드모스가 오해하지 않도록 아주 자세하게 잘 일러주었다.

암소는 카드모스를 아테네 북서부로 안내했다. 그리고 소가 누운 곳에 도시를 건설했다. 그곳은 나중에 '보이오티아Boeotia(암소의 땅)'로 불리게 된다. 테베는 지금도 도시로 존재하는데(첫 페이지 지도 ⑦ 참조), 토양이 비옥하

Thebai/Thebes 테바이/테베

같은 지명이다. 테베 혹은 테바이는 이집트에도 있다.

신화 속 의학 이야기

고 수량이 풍부한 지역으로 나중에 그리스 신화 최고의 비극인『오이디푸스
왕Oedipus Tyrannus』의 무대로 더 유명해진다.

하지만 이 땅에 신도시(!)를 건설하려던 카드모스에게 시련이 닥쳤다. 물을 길러 갔던 부하들이 샘을 지키고 있던 왕뱀에 물려 모조리 죽은 것이다. 카드모스는 부하들의 원한을 갚기 위해 뱀을 죽였다. 뱀을 죽이자 어디선가 '뱀의 이빨을 땅에 뿌려라'는 계시가 들려 시키는 대로 했더니, 흙 속에서 완전무장을 한 용사들이 쑥쑥 솟아났다. 이들은 '뿌려서 태어난 남자들'이란 의미로 스파르토이Spartoi라고 부른다.

하지만 어찌된 영문인지 용사들은 태어나자마자 서로를 찔러 죽였다. 피비린내 나는 싸움 끝에 다섯 명만 살아남았다. 카드모스는 용맹스러운 그들을 이끌고 테바이를 건설했다. 스파르토이는 그 이름에서 짐작하듯 용맹스러운 스파르타인Spartan의 시조가 되었다.

✚ spray 뿌리다 ← *sparsio* (그) 뿌리다
✚ Spartan 스파르타인 ← Spartoi

페니키아인, 신도시 건설의 귀재!

한니발로 유명한 카르타고와 로마인들이 벌인 전쟁의 이름은 포에니 전쟁인데, 포에니Phoeni는 페니키아Phoenicia를 의미한다. 로마와 페니키아 뱃사람들의 후손들이 지중해 제해권을 걸고 벌인 일전이 바로 로마 대 포에니의 전쟁이다. 전쟁은 로마의 승리로 돌아가 로마의 세상이 열렸다. 카르타고Carthago는 페니키아어로 카르트(새로운)+하다슈트(도시)의 합성어로 '신도시'란 뜻이다. 스페인에도 페니키아인들이 세운 신도시가 남아 있는데 스페인 사람들은 카르타헤나Cartagena 라 부른다.

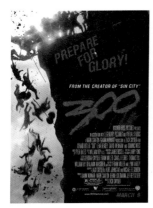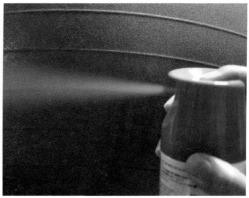

카드모스는 아레스와 아프로디테 사이에서 태어난 하르모니아^{Harmonia}
와 결혼해서 행복하게 살았지만 자식들은 불행했다. 카드모스는 왕위를 아
들에게 물려준 후 하르모니아와 함께 엥겔리아란 곳으로 갔는데 그곳에서
다시 왕으로 추대되었다. 이 두 사람은 나중에 착한 뱀이 되어(!) 그곳 사람
을 보호하며 살았다.

1817년 독일 화학자 스트롬마이어^{Friedrich Strohmeyer(1776~1835)}는, 불순한
칼라민^{calamine zinc carbonate}을 가열하면 순수한 칼라민과는 달리 색이 변한다
는 것을 알고 불순함의 원인이 된 금속을 분리해냈다. 새로운 물질의 이름을
정할 때 칼라민의 라틴어 이름 카드미아^{cadmia}에서 따와 카드뮴^{Cadmuim}($_{48}Cd$)
이라 명명했다. 카드미아란 말은 '카드모스의 땅'이란 의미이며 칼라민은 카
드모스의 땅인 테베 지방에서 많이 난다고 붙은 이름이다. 순도 낮은 칼라
민(아연이 주성분)에서 카드뮴을 분리한 것처럼 아연 광석을 제련하면 조금
나오는 카드뮴을 이용해 강철, 구리, 놋쇠 등의 금속에 전기 도금을 하면 부
식을 막을 수 있다.

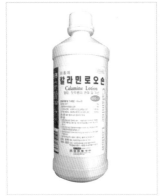

| 영화 〈300〉(워너 브로스 픽처스, 2006)은 스파르타 전사들의 이야기를 담았다. 스프레이와는 먼 친척(?)이다.
|| 칼라민 로션은 피부병 치료에 사용한다. 주성분은 아연이다.

➕ **Cadmia, Cadmea 카드모스의 땅; 이 땅에서 많이 나는 칼라민 ← Cadmus 카드모스**

➕ cadmium ← *cadmia* (라) 칼라민

➕ cadmean victory 거의 살아남은 사람이 없는 승리

서로 찔러 죽이다가 다섯 명만 살아남은 카드모스의 부하들 이야기에서 유래했다.

➕ cadmean letters 카드모스의 글자, 즉 알파벳alphabet

➕ Cadmea 카드모스가 테바이에 건설한 성채로, 1964년 이곳에서 메소포타미아의 원통형 인장이 발견되어 카드모스가 그리스에 글자를 갖고 들어온 장본인이라는 것을 뒷받침해주었다.

➕ to sow dragon's teeth 전쟁이나 문제를 일으키다

1920년대 일본의 농촌지방인 후지야마富山 현에서는 처음 보는 이상한 병에 걸린 환자들이 나타났다. 한두 명이 아니라 많은 사람들이 심한 고통을 호소하며 "이타이, 이타이(아파 죽겠다)!"라며 끙끙 앓아누웠다. 처음에는 풍토성 세균 감염이 아닌가 생각했지만 예상은 빗나갔다.

1968년에 발표된 일본 후생성의 보고서에 따르면 인근에서 50년 동안 가동되어왔던 제련소에서 진쭈 강神通川으로 방류한 카드뮴이 후지야마로 흘

러들어 경작지를 오염시킨 것이 원인이었다. 아무것도 모르던 지역민들이 오염된 물로 농사를 지어 몸속에 중금속이 서서히 축적되어 나중에 병으로 진행한 신종 공해병이었다.

몸속으로 들어온 다량의 카드뮴은 신장의 세뇨관에 침착되어 칼슘의 재흡수를 방해하니 우리 몸은 심한 칼슘부족에 빠진다. 그 결과 심한 골다공증과 다발성 척추골절이 생기고 푸석푸석한 뼈에서 생기는骨因性 심한 통증 때문에 환자들은 '이타이이타이'라며 앓는 소리를 내는 것이다.

역학조사 결과 총 184명의 환자가 '이타이이타이 병Itai-itai disease, イタイイタイ病'으로 인정을 받았고 제련소의 주인인 미쓰이 사Mitsui Steel Works는 78억 엔이라는 거금을 보상금으로 지불해야 했다. 이것으로 현대 공해병의 역사는 시작되었다. 사람 좋았던 테베의 카드모스, 수천 년 뒤에 자신의 이름이 붙은 금속 때문에 먼 아시아의 일본인들이 심각한 질병에 걸려 고통에 신음하게 될 줄은 몰랐겠지?

본의 아니게 중금속에 이름이 붙어 남의 몸에 병을 낸 건 카드모스만의 일이 아니었다. 다양한 일을 하느라 정신없이 바쁜 신 헤르메스에게도 그런 일이 생겼으니.

헤르메스와 수은

헤르메스에 관한 이야기는 앞서 나온 지팡이 이야기에서 많이 들었을 것이다. 여기서는 헤르메스와 수은 이야기를 하겠다.

그리스의 신화에 나오는 헤르메스Hermes는 로마 신화의 메르쿠리우스 Mercurius에 해당하고, 영어로는 머큐리Mercury라 부른다. 헤르메스는 일찍이 이집트에서 화학의 시조로 알려졌다.

✚ *hermetic* art = chemistry. 헤르메스는 화학자의 시조라고도 알려져 있다.

chemistry는 이집트라는 뜻

화학化學, chemistry: 물질의 조성과 구조, 성질 및 변화, 제법, 응용 따위를 연구한다.

✚ alchemist 연금술사 = *alchemista* (라)

✚ alchemy 연금술 ← *alkimia* (라) ← (아) *al-kymia* ← *khemeioa* (라) ← *Khemia* 이집트黑土國

이집트의 화학기술은 헬레니즘 시대에 그리스 문명의 중심이었던 알렉산드리아를 통해 아랍 세계로 퍼져나갔다. 이것이 다시 스페인을 거쳐 유럽으로 들어왔다.

우리가 아는 중세의 화학은 alchemy이고, 이집트에서 기원했다. 이집트에서는 헤르메스가 화학의 신이었다.

연금술사들은 자신이 헤르메스의 후예라고 여겼다. 의사들이 아스클레피오스의 후예로 여겨 그 지팡이를 상징으로 삼은 것처럼, 연금술사들은 카두세우스를 직업적 상징으로 썼다. 사실상 중세 시대의 화학자였던 연금술사들은 다양한 물질을 변화시키려는 노력을 통해 화학적 지식을 쌓아갔다. 그 과정을 통해 의약품도 만들었다.

✚ *hermetic* powder 약품

기본 7원소의 이름과 유래

별	기호/ 신화적 상징	금속	관련 장기
달*Moon*	☽ 초승달	은*silver*	뇌*brain*
수성*Mercury*	☿ 헤르메스의 지팡이; 카두세우스	수은*quicksilver*	폐*lung*
금성*Venus*	♀ 아프로디테의 손거울	구리*copper*	신장*kidney*
해*Sun*	☉ 태양	금*gold*	뇌*brain*
화성*Mars*	♂ 아레스의 창과 방패	철*iron*	쓸개*gall bladder*
목성*Jupiter*	♃ 제우스의 독수리	주석*tin*	간*liver*
토성*Saturn*	♄ 크로노스의 낫; 스키테	납*lead*	비장*spleen*

물론 연금술사들이 만들고 싶었던 것은 금이었고 금과 비슷해 보이는 수은은 연금술사들이 가장 좋아했던 물질이었다. 이 원소의 이름에 헤르메스 신을 뜻하는 mercury를 붙인 것은 아주 오래전의 일이다.

고대에는 천체와 물질은 서로 연결되고 이것은 인체의 장기나 질병에도 영향을 준다고 생각했고, 행성에 신의 이름을 붙였듯 지상에서 사용하는 원소에게도 신의 이름을 붙였다. 덕분에 천체 - 신 - 원소들의 이름은 한 줄로 꿰게 된 것이다. 현대의 화학자들도 연금술사의 전통을 존중해 새로운 원소를 발견하게 되면 천체의 이름이나 신의 이름을 많이 사용했다.

근현대에 발견한 원자 중 신화와 관련된 이름

+ 2He 헬륨 ← 헬리오스Helios(태양의 신)
+ 34Se 셀레늄 ← 셀레네Selene(달의 여신)
+ 46Pd 팔라듐 ← 팔라스Pallas(아테나 여신)
+ 22Ti 티타늄 ← 티탄족Titan
+ 92U 우라늄 ← 우라노스Uranos/Uranus(하늘의 신)
+ 94Pu 플루토늄 ← 플루토Pluto(저승의 신)
+ 93Np 넵투늄 ← 넵툰Neptune(바다의 신, 포세이돈의 영어식 이름)
+ 58Ce 세륨 ← 세레스 소행성 ← 세레스Ceres(곡물의 여신)
+ 77Ir 이리듐 ← 이리스Iris(무지개의 여신)
+ 73Ta 탄탈룸 ← 탄탈로스Tantalos(영원한 갈증과 허기를 벌로 받은 인간)
+ 41Nb 니오븀 ← 니오베Niobe(탄탈로스의 딸)
+ 61Pm 프로메튬 ← 프로메테우스Prometheus(인간의 창조자)
+ 48Cd 카드뮴 ← 카드모스Cadmos/Cadmus(테베의 건설자)
+ 52Te 텔루륨 ← 텔루스Tellus(로마 신화에 등장하는 땅의 여신. 그리스 신화의 가이아)
+ 63Eu 유로퓸 ← 유럽 대륙 ← 에우로페Europe
+ 90Th 토륨 ← 토르Thor(북유럽 신화에 등장하는 천둥의 신)

수은에 해당하는 천체가 헤르메스/메르쿠리우스$^{Hermes/Mercurius}$였기에 mercury라는 이름이 붙었다.

✛ 수은水銀, quicksilver, 원소기호 Hg ← *hydrargyrum* (라) ← *hydros* (그) 물 + *argyros* (그) 은

수은이란 한자 이름 '水銀'이나 영어 이름 'quicksilver'는 모두 상온에서 '은銀물水'처럼 보이는 수은의 특성을 보여준다. 상온에서 액체 상태로 존재하는 유일한 금속인 수은은 액체 상태에서 부피 팽창성이 일정해서 온도계와 혈압계에 사용한다. 수은과 은을 섞어 만든 아말감^{amalgam}은 치과에서 충전재로 많이 사용했다. 주석과 수은의 합금으로 만든 것이 우리가 늘 쳐다보는 거울이다. 흑연과 함께 수은 전지를 만들어 지금도 사용하며, 수은으로 만든 전등은 가로등으로도 많이 사용했다. 지금은 나트륨 등이 거리를 노랗게 물들이지만 한 세대 전에는 푸른빛이 나는 수은등이 거리를 밝혀주었다.

진시황秦始皇(B.C. 259~210)은 피부를 팽팽하게 만들려고 수은을 먹었다. 시 황제는 말년에 코가 문드러지고 정신병까지 생겼다는데 수은 중독 증상이었을까? 하지만 시 황제의 일만은 아닌 것이 수은은 인도와 아랍 세계에서도 피부병 치료제로 널리 썼고 나중에 서양에서도 예외가 아니었다. 그러고 보니 지금도 수은이 함유된 미백美白화장품이 종종 언론에 오른다.

유명한 연금술사로 의화학醫化學의 아버지인 파라셀수스$^{Paracelsus(1493~1541)}$는 피부병이나 매독의 치료에 수은을 처방했다. 이후로 수은은 매독의 특효약처럼 사용되었다가 20세기 초에 비소 살바르산$^{arsenical\ salvarsan}$, 20세기 중반에 페니실린^{penicillin}이 등장할 때까지 수은은 매독치료제로 사용되었다. 하지만 최근까지 우리 주변에서 수은은 익숙한 물질이었다. 온도계가 깨어지

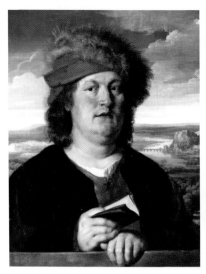
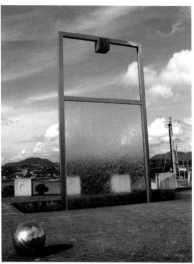

Ⅰ 수은을 널리 처방한 파라셀수스.
Ⅱ 미나마타 병 추념비. 미나마타 시립 미나마타 병 박물관 소재. ©Bobo12345 from wikipoedia.

면 굴러 나오는 수은을 구슬인 양 가지고 놀았던 기억도 있다. 하지만 수은이 인체에 유해하다는 사실이 밝혀지자 수은은 금단의 물질이 되어버렸다. 그 결정적인 사건은 1952년에 있었다.

1952년, 일본 미나마타水俁市 마을 인근에 있는 질소 비료 공장에서 흘러나온 유기(메틸) 수은이 어패류, 조류, 가축들을 순차적으로 오염시켰고,

피부비뇨기과라는 이상한 동거의 기원

피부과와 비뇨기과가 원래 피부비뇨기과로 한 과였던 것은 바로 매독의 역할이 컸기 때문이다. 비뇨기를 통해 옮는 매독은 초기에는 피부 증상으로 시작하고 나중에는 신경 증상이 온다. 신경 증상이 초기에 왔다면 비뇨기과와 신경과가 한 과였을지도 모르겠다.

오염된 어패류를 섭취한 주민들이 1년 정도 지나 손발이 뒤틀리고 혀가 마비되는 현상이 발생했다. 모두 30명의 환자가 발생하여 1명이 사망했다. 이것이 유명한 '미나마타 병Minamata disease'이다. 이 사건은 미나마타만의 문제가 아니었다. 이후로도 1만 명의 환자가 더 발생하여 47명이 사망하는 비극으로 이어졌으니까.

미나마타의 비극이 알려지자 일상에서 사용되던 수은들이 부랴부랴 자취를 감추었다. 가정에서 쓰던 수은 체온계가 사라지고, 치과에서는 아말감을 버렸다. 수은 건전지도 환경오염을 우려해 지금은 사용하지 않는다. 병원에서도 수은 혈압계가 점점 사라지는 추세다. 그리고 오랫동안 대중들의 사랑을 받았던 '빨간약' 머큐로크롬도 언제부터 약장에서 사라졌다. 그 자리를 요오드팅크(옥도징키)iodine tincture가 대신했다.

우리가 어릴 때 상처가 나면 바르던 '빨간 약'은 흔히들 '아카징키'라 불렀다. 일본어 아카이는 '붉은赤'이란 의미이며, 징키는 tincture의 일본식 발음이다. 수은 화합물로 만든 이 적갈색 소독약의 약병에는 머큐로크롬 mercurochrome이란 글자가 씌어 있었는데 그 뜻이 재미있다. '수은으로 물들인다?'.

이제 개구쟁이들의 팔다리를 붉게 물들였던 머큐로큐롬, 그것도 한 시대 이전의 추억이 되고 말았다.

✦ mercurochrome ← mercury(수은) + chrome(색)

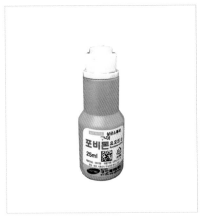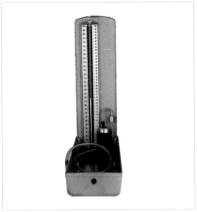

Ⅰ 요오드팅크는 '포비돈'이라고도 흔히 불린다. 포비돈과 요오드가 결합하여 안정된 상태를 만든다. 정
확히 부른다면 '포비돈-요오드'라 불러야 할 것이다. ⓒ박지욱
Ⅱ 지금은 잘 사용하지 않는 수은 혈압계

아카징키와 옥도징키

머큐로크롬Merbromin(아카징키)

화학식은 $C_{20}H_8Br_2HgNa_2O_6$으로 수은이 들어 있다. 아카징키라고 불렸던 머큐로크롬은 2%의
메브로민merbromin+98%의 알코올/물로 만들어 상처에 바르면 아주 따갑고 '빨간 물이 든다'. 소독
효과는 1919년 존스홉킨스 대학교 병원의 영Dr. Hugh H. Young이 발견하여 널리 사용되었다. 1988
년에 FDA에서 수은 중독에 대한 안전성이 검증 안 된 약으로 재분류하여 미국에서는 사용이 금
지되었고 우리나라에서도 사용하지 않는다.

옥도징키ㅣiodine tincture, 沃度丁幾

상처나 피부에 바르는 소독약으로 요오드 60g+요오드화칼륨 40g+에틸알콜 100㎖의 혼합물이
요오드팅크다. 머큐로크롬을 대체해 사용한다.

우라노스에서
우라늄이

1781년에 독일 출신으로 영국에서 활동하던 천문학자 허셜^{Sir William Herchel(1738~1822)}은 토성 궤도 바깥에서 태양계의 여섯 번째 행성을 발견했다. 나중에 그리스 신화에 나오는 '하늘의 신'의 이름을 빌려 'Uranus'라고 명명되었다. 우리말로는 천왕성^{天王星}이다.

프랑스 혁명이 일어난 1789년, 독일 화학자 클라프로트^{Martin Heinrich Klaproth(1743~1817)}는 새로 발견한 금속의 이름을, 중세 이래로 행성 이름에서 따오는 관례에 따라 '우라늄^{uranium}($_{92}$U)'이라 지었다. 하지만 별 쓸모가 없어 보이는 노란 빛깔이 나는 우라늄은 사람들의 관심을 끌지는 못했다.

우라늄이 발견된 지 정확히 100년 하고도 7년이 지난 1896년, 파리의 에콜 폴리테크^{Ecole Polytechnique}의 물리학 교수 앙리 베크렐^{Henri Becquerel(1852~1908)}은 책상 서랍에 '방치해둔' 우라늄 광석에서 보이지 않는 빛(에너지)이 나와서 함께 보관한 사진판에 남긴 흔적을 보았다. 베크렐은 미지의 감광 현상을 규명하기 위해 자신의 대학원생인 여류 과학자를 불렀다. 그녀와 역시 과학자인 남편은 의문투성이의 광석과 미지의 광선을 연구했다. 그 결과 우라늄이 겉으로 볼 때는 아무런 변화가 없지만 실제로는 강한 에너지를 방출한다는 사실을 밝혀냈다.

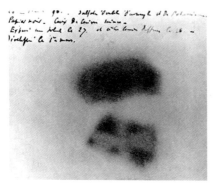

Ⅰ 미지의 에너지로부터 감광된 베크렐의 사진판.

　　이 현상을 에너지를 방출하는 능력, 즉 '방사능radio-activity'이라 불렀다. 폴란드 출신의 가난한 유학생이었던 그녀와 남편, 그리고 베크렐은 1903년에 '방사능 현상의 발견'에 끼친 업적으로 노벨 물리학상을 공동 수상하게 된다. 그녀는 누구일까?

✚ *radio-* 빛을 발하다, 에너지를 방사放射하다.

✚ **radio** 라디오

✚ **radio**logy 방사성 에너지와 물질을 이용해 진단과 치료를 하는 임상 의학의 분파로, 방사선학(과)에서 지금은 영상 의학과로 이름이 바뀌었다.

✚ **radio**therapy 방사선요법, 방사선치료. 방사능 물질에서 나오는 에너지를 이용해 치료한다.

✚ **radio**assay 방사측정. 방사능 물질을 이용해 극미량의 물질을 측정한다.

✚ **radi**ating pain 방사통증. 다른 곳으로 뻗어나가는 통증이다.

✚ corona **radi**ata 대뇌부챗살. 신경섬유의 배열이 은행잎처럼 펼쳐져 나가는 듯 보인다.

✚ **radi**um 라듐($_{88}$Ra) 방사능을 방출하는 원소란 의미로 작명되었다.

✚ **rad**on 라돈($_{86}$Rn) 라듐이 방사능 붕괴하면 만들어진다. 라듐의 이름을 따서 만들었다. 최근 지하수에서 검출되어 문제가 되는 1급 발암 물질이다.

(참) **Ladon 라돈**: 그리스 신화에서 헤스페리데스들과 함께 헤라 여신의 황금 사과를 지키는 괴물의 이름이자 그리스 신화에 나오는 강 이름.

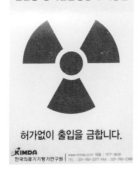 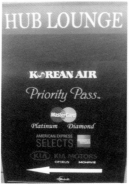 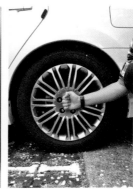

Ⅰ 방사능 표지.
Ⅱ 인천 국제공항 허브 라운지. ⓒ박지욱
Ⅲ 자동차 타이어의 크기는 radial, 즉 반지름의 길이로 표시한다. 라디우스 radius는 반지름을 뜻하기도, 바 큇살 spoke을 뜻하기도 하며, 팔에 있는 노뼈도 된다. ⓒ박지욱

✤ *radius* (라) 막대기, 말뚝, 자막대기, 광선, 눈빛
✤ radius 반지름
✤ radius 노뼈橈骨
✤ radius 바큇살
(참) hub 허브; 바큇살들이 한데 모이는 곳; 집중되는 곳이란 의미가 생겼다.

많이 쓰는 단어 radix도 비슷해 보인다.

✤ *radix, radices* (라) 뿌리根. 本
✤ **radi**calis 뿌리의, 뿌리 깊은, 근본根本적인, 철저한, 급진적인, 과격한
✤ free **radi**cal 자유래디컬, 자유기. 화학적으로 활성이 강해 다른 물질을 공격하는 과격한 성질이 있다.
✤ **radi**cal treatment 근치根治. 뿌리根를 뽑는 치료.

방사능과 퀴리

"마리아 스콜로도프스카, 스타니슬라브 아우구스트 포니아도프스키
Stanisław August Poniatowski독립 폴란드 왕국의 마지막 국왕에 대해 말해보렴."

"스타니슬라브 아우구스트 포니아도프스키는 1764년에 폴란드의 새
임금이 되어…."

이것은 필자가 초등학교에 다닐 때 국어 교과서에서 만난 한 구절이다.
발음하기 너무 어려웠던 이 구절을 유창하게 읽어볼 요량으로 소리 내어 읽
고 또 읽었던 기억이 난다.

이 이야기의 주인공이었던 마리아 스콜로도프스카Maria Skłodowska는 아주
영특한 학생이었다. 고등학교를 마친 후 여자는 대학에 받아주지 않는 조국
을 떠나 파리로 유학, 소르본 대학교에서 물리학과 수학을 전공했다. 28세
되던 1895년에 8세 연상의 물리학자 피에르 퀴리Pierre Curie와 결혼하여 마리
퀴리Marie Curie라는 프랑스 이름과 국적을 얻었다.

1903년에는 노벨 물리학상을 공동 수상했던 마리 퀴리, 1906년에 남편
피에르가 47세의 나이에 마차에 치어 세상을 떠나자 남겨진 두 딸과 오롯이
연구를 감당해야 했다. 마리는 남편이 몸담았던 소르본 대학교 교수 자리를
이어받게 되는데, 이것은 소르본 대학교의 650년 역사상 처음으로 여자가

교수가 된 기록이기도 했다. 마리는 1911년에는 라듐과 폴로늄 연구로 노벨 화학상도 수상했다. 노벨상 역사상 화학상과 물리학상을 모두 받은 유일한 과학자가 되는 기록을 또 남겼다.

노벨상 2회 수상자들(2013년까지)

마리 퀴리	방사능 연구 (1903년, 물리학상)	라듐과 폴로늄 연구 (1911년, 화학상)
라이너스 폴링	화학 결합의 성질 연구 (1954년, 화학상)	핵실험 반대 운동 (1962년, 평화상)
존 바딘	반도체 연구와 트랜지스터 발명 (1956년, 물리학상)	초전도 현상 연구 (1972년, 물리학상)
프레데릭 생어	인슐린의 구조 연구 (1958년, 화학상)	핵산의 염기 서열 연구 (1980년, 화학상)

방사능선이 방출되면서 핵붕괴가 일어나 라듐 → 라돈 → 폴로늄으로 바뀐다.

✚ **radium** 라듐($_{88}$Ra). 마리와 피에르 퀴리가 1898년에 우라늄 광석에서 발견했다.

✚ **curium** 퀴륨($_{96}$Cm). 1944년에 핵물질을 연구하던 버클리 캘리포니아 대학교UC Berkeley의 연구자들이 발견했다. 퀴리 부부의 업적을 기려 만든 이름이다.

(참) 자신들의 발견에 퀴리 부부의 이름을 붙인 이 착한(!) 연구자들은 1944년에는 아메리시움($_{95}$Am), 1949년에는 버클륨($_{97}$Bk)과 캘리포늄($_{98}$Cf)도 발견하였다. 이 셋의 이름을 연결하면 미국, 캘리포니아 주, 버클리 시市 혹은 '미국의 버클리 캘리포니아 대학교University of California, Berkeley, America란 뜻이 된다. 애국심 혹은 애교심으로 충만한 과학자들의 재치가 엿보인다.

✚ **polonium** 폴로늄($_{84}$Po). 1898년에 퀴리 부부가 발견하였다. 마리의 고향인 폴란드Poland의 라틴어식 명칭 *Polonia*에서 따와 지은 이름이다. 최근 아라파트 전 팔레스타인 자치정부 수반의 독살 음모론에 등장하는 강독성 방사성 물질이다.

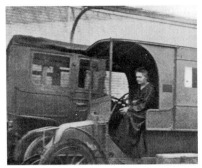
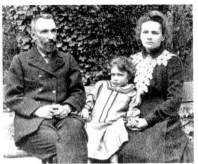

I 퀴리는 전쟁 중에 직접 이동용 방사선 촬영차를 몰고 촬영을 다녔다.
II 피에르, 이렌, 마리아 퀴리(1906년 이전으로 추정).

마리는 68세에 백혈병leukemia 혹은 악성 빈혈aplastic anemia로 사망했다. 말년에 그녀가 앓았던 질병은 평생에 걸친 방사능 연구를 통해 자신도 모르게 얻은 방사선 노출과 관련이 깊을 것이다.

마리의 실험 노트는 현재 프랑스 국립도서관에 있는데, 특이하게도 두꺼운 납 상자에 '가두어' 두었다. 이 노트는 도서관 당국에 '방사능에 피폭되어도 도서관 당국에 책임을 묻지 않겠다'는 각서를 제출하는 조건으로 열람할 수 있다. 그녀가 손으로 직접 실험의 과정과 성과를 기록한 이 노트가 60년이 지난 지금도 여전히 방사성 물질로 남아 있는 것으로 보아, 그녀가 받았을 방사선의 수준이 어느 정도인지 짐작이 간다.

. . . .

라듐 0.1그램을 1미터 이내에서 1시간 쐬는 것만으로도 연간 허용기준인 1밀리시버트mSv를 초과한다. 발암 최저 한계치는 연간 100mSv 정도다. 하지만 실험 노트에 남은 방사능 수준을 측정한 결과 생각보다는 낮았다. 일부 학자들은 우라늄이나 라듐 연구로 얻은 방사선 피폭보다는 제1차 세계대전 때 자원하여 전방에서 X선 기사 일을 하며 얻는 방사선 노출이 더 심각하다고 추정한다. 원인이 무엇이든 그녀의 연구인 방사선과 관련되었다.

마리의 실험실에서 조수로 일하던 프레데리크 졸리오는 퀴리의 딸인 이렌과 결혼했다. 과학자 커플이 대를 이어 탄생했고 프레데리크 졸리오Frederic Joliot는 성姓도 졸리오-퀴리Joliot-Curie로 바꾸었다. 이 부부(이렌 퀴리와 프레데리크 졸리오-퀴리)는 최초의 인공 방사성 원소 연구의 업적을 인정받아 노벨 화학상을 공동 수상했다(1935년). 이렌도 60세에 백혈병으로 사망했다. 역시 방사선 노출과 무관하지 않으리라.

사실, 방사선radioactive ray으로 인한 피해가 처음 보고된 것은 독일의 물리학자 뢴트겐Wilhelm Conrad Rentgen(1845~1923)이 X선을 발견하여 사용한 이듬해인 1896년이다. 베크렐과 퀴리 부부 역시 우라늄과 라듐에서 나오는 방사선이 피부에 화상을 일으킨다는 사실을 알았다. 하지만 퀴리 부부는 방사선 노출의 위험을 무릅쓰고 방사선의 조직 파괴 성질을 이용한 항암요법의 가능성을 연구했다. 아무런 방호 장비 없이 이런 연구를 했던 연구자들은 미처 자신의 건강에 미칠 심각한 영향을 몰랐을 것이다.

피에르 퀴리도 건강하지 못한 편이었다. 그는 백혈병에 미처 걸리기 전에 달려오는 마차를 피하지 못하고 바퀴에 깔려 세상을 떠났다. 마리 퀴리는 백혈병에 걸릴 정도로 오래 피폭되어 70세가 되기 전에 세상을 떠났다. 딸 이렌은 엄마보다 더 젊은 60세에 엄마와 같은 병으로 세상을 떠났다.

2011년은 '세계 화학의 해'였는데 이는 마리 퀴리가 노벨 화학상을 받은 100주년을 기념한 것이다.

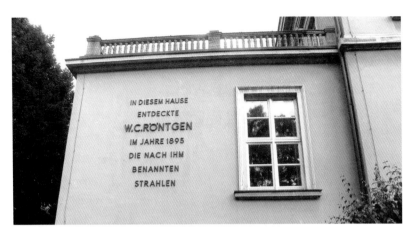

| 뢴트겐의 연구소. 독일 비르츠부르크. ⓒ김종국
1895년에 이 집에서 W.C.뢴트겐이 발견한 방사선은 발견자의 이름을 따 명명되었다.

노벨상계의 명문 퀴리 가家

퀴리 가에는 노벨상을 피에르, 이렌, 프레데리크가 각각 한 번, 마리가 두 번을 받아 네 명이 다섯 번의 노벨상을 받았다. 노벨상을 두 번 받은 집안은 여덟 집안이 더 있다.

방사선 오염에서 시버트는 뭐고 베크렐은 뭐지?

시버트Sv는 생물학적 효과를 반영한 방사선 흡수량이다. 자연 방사능 수준은 연간 2~3mSv 정도다.

베크렐Bq은 방사능 활동량이다. 1초에 방사성 붕괴가 1회 일어나면 1베크렐이다. 후쿠시마에서는 2013년 9월 현재 매일 600억 베크렐의 방사성 물질이 바다로 넘쳐 흘러들어간다. 이전에 사용하던 퀴리Ci 단위를 대신해 많이 쓴다.

퀴리Ci는 방사능 단위로 라듐(226Ra) 1그램의 방사능 양이다. 1Ci=3.7×1010Bq, 1Bq=2.7×10− 11Ci이다.

방사능에서
원자폭탄까지

　자연계에 존재하는 방사능 물질이 알려지자 많은 물리학자들이 핵물리학의 새벽을 열기 시작했다. 1919년에 핵물리학의 아버지로 불리는 러더퍼드Ernest Rutherford(1871~1937)는 라듐에서 나온 알파 입자로 질소 원자를 두들겨 산소 원자로 변신시키는 데 성공했다. 연금술사들의 오랜 꿈인 '물질 변환'이 드디어 이루어졌다. 금을 만든 것은 아니지만 금보다 더한 것을 만든 것은 분명하다.

　1934년에는 퀴리 가의 이렌과 프레데리크도 알파 입자를 이용해 최초로 '인공 방사능'을 만들어냈다. 퀴리 부부가 해낸 일은 '자연 방사능'의 발견이었다면 그 딸과 사위는 '사람의 힘'으로 방사능 물질을 만들어낸 것이다. 이 소식을 접한 이탈리아 물리학자 페르미Enrico Fermi(1901~1954)는 핵에 대한 반발력이 커 무거운 원소의 핵분열에는 사용할 수 없는 알파 입자 대신 중성자neutron를 사용하여 우라늄을 두들겨 인공 방사능을 만들었다.

• •

방사선에는 알파 입자α-particle, 베타선β-ray, 감마선 γ-ray이 있다.

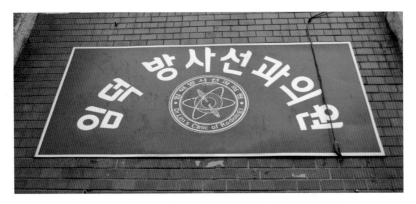

I 원자나 핵 물질을 연상시키는 방사선의학과는 현재 영상의학과로 이미지 변신중이다.
제주시 임덕방사선과. 2009년 12월. ⓒ박지욱

페르미의 실험을 의심하여 검증해보던 독일의 연구자들은 마침내 인간의 힘으로 원자의 핵을 쪼개는 것 즉, '핵분열nuclear fission' 현상을 발견했다. 이제 우라늄을 인공적으로 핵분열 시키면 엄청난 에너지가 일시에 방출시킬 수 있다는 것을 알게 되었다. 하지만 핵을 어떻게 쪼갤까?

✚ **nucleus** (원자) 핵核 ←*nucla* (라) 견과^{nut}, 사물의 알맹이
✚ **nuclear** fission (원자)핵분열
✚ **nuclear** fusion (원자)핵융합
✚ **nuclear** bomb 핵폭탄
✚ **nucleola** 인, 핵소체

✚ **karyon** (세포) 핵核 ← *karyon* (그) 알맹이, 씨앗
✚ **eukaryotic** cell 진핵세포
✚ **karyokinesis** (세포의) 핵분열
✚ **karyogamy** (세포의) 핵융합

133

3. 내 머릿속의 바윗돌

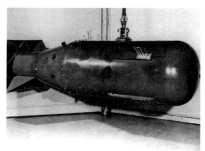
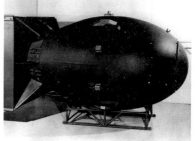

| 각각 히로시마와 나가사키에 투하된 암호명 리틀보이(Little boy)와 팻맨(Fat man).

　1939년에 중성자로 우라늄을 때리면 우라늄 원자 속의 중성자들이 방출되고 이 중성자들이 연쇄적으로 우라늄 핵을 공격하는 현상, 즉 '연쇄반응chain reaction'을 발견했다. 연쇄반응을 이용하면 우라늄(U_{235}) 1kg만 있어도 핵분열 때 나오는 가공할 에너지를 이용해 원자폭탄을 만들 수 있다는 사실도 밝혀졌다. 이제 핵무기로 가는 길이 열렸다.

　우라늄의 핵을 쪼개다 보니 이전에 자연계에 존재하지 않았던 원자들이 인간의 손을 빌려 세상에 태어났다. 이들은 우라노스(우라늄)에서 나왔기에 바다의 신 넵튠(포세이돈의 영어 이름)과 저승의 신 플루토(하데스의 영어 이름)의 이름을 빌어 각각 넵토늄($_{93}Np$), 플루토늄($_{94}Pu$)으로 이름 지었다.

　뢴트겐이 방사선을 이용해 인체를 촬영하기 시작한 1895년으로부터 딱 50년이 되던 1945년 8월 6일에 히로시마広島 하늘에는 우라늄으로 만든 원자폭탄이 핵분열 에너지를 방사放射하여 14만 명이 방사放死했다. 우라늄의 아들뻘인 플루토늄은 사흘 뒤에 나가사키長崎 상공에서 그 위력을 보여주었다. 저승의 신 플루토에게 7만 명의 목숨을 보내준 것으로 이름값을 대신했다.

신화 속 의학 이야기

8월 6일 맑음

어제까지는 매일 아침 "B-29 8기 편대… 북상 중"이라는 라디오의 귀 익은 소리
가 들려왔다. 오늘 아침 "1기 북상 중"이라고 방송했으나, 매일 밤낮 없이 듣는 방
송이어서 별로 관심을 두지 않았다. …(중략)… 그때 왼쪽 3m쯤 되는 곳에서 현
기증이 날 정도로 강렬한 빛 덩어리가 보였다. 동시에 암흑과 같이 캄캄해지면서
아무것도 볼 수 없게 되었다. 순간, 검은 장막인가 무엇인가에 싸인 것 같았다.

— 이부세 마스지, 「검은 비」에서

　　2004년, 우리나라는 핵실험 의혹과 관련하여 국제원자력기구IAEA로부
터 핵 사찰을 받았다. 사건의 발단은 국내 과학자들이 2000년에 분리한 우
라늄 0.2g과, 1982년에 추출한 플루토늄 0.7g 때문이었다. 한편, 2006년
10월 9일에는 북한이 플루토늄으로 만든 핵폭탄 실험에 성공했다고 발표
했고, 2009년 5월에는 제2차, 2013년 2월에는 제3차 핵실험을 했다고 발표
했다. 2013년 상반기 내내 전 세계가 한반도 상공에 감돈 불안한 기류에 신
경을 곤두세웠다.

　　2013년 여름에는 대지진으로 파괴된 후쿠시마 핵발전소에서 방출된 오
염수가 바다로 유출되고 있으며 이것을 속수무책으로 방관만 하고 있다는
보도가 나왔다. 방사능 물질로 오염된 바다에 대한 두려움은 식탁에서 생선
이 추방되는 사태에 이르렀다. 이렇듯 핵이나 방사능 문제는 전쟁으로부터
식탁, 각종 촬영검사에 이르기까지 우리 생활에 많은 영향을 끼치고 있다.

　　자, 우리에게 익숙한 물질 우라늄은 여러 가지 이유로 두렵고 부정적인
느낌을 갖는 물질이지만 우라노스 신에 대해서는 아직 잘 모르는 이야기가
많다. 가이아 여신과 더불어 세상의 처음에 나타난 신이 우라노스다. 이제
그들과 함께 세상의 처음으로 가보자.

—

엄청난 노역에 시달리던 아틀라스는 영웅 페르세우스가 가져온 메두사의 머리를 쳐다본 후에 돌덩이로 변해버렸다. 이후로 하늘을 이는 데는 그리 힘들지는 않았을 것이다. 아틀라스는 우리 몸을 지탱해주는 등뼈 중 가장 높은 위치에 있는 제1번 목뼈the first cervical vertebra의 별명이다. 아틀라스는 그 모양이 다른 등뼈와는 아주 다르다. 무거운 두개골을 짊어지기 위해, 양쪽 어깨 받침대가 넓으면서도 옴폭하게 패어 있다.

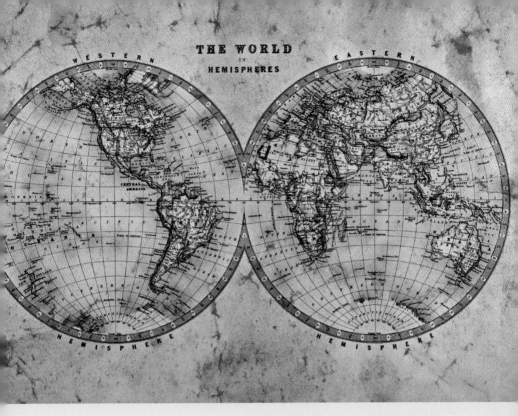

Medical Odyssey in Greek Myth

하늘과 땅

4

가장 오래된 직업

세상에서 가장 오래된 직업은 무엇일까? 이런 엉뚱한 생각으로부터 이야기를 시작해보자. 세 사람이 서로 자기 직업이 가장 오래되었다고 다툼을 벌였다. 제일 먼저 의사physician가 자신 있게 나섰다.

"우리 직업의 기원은 자네들도 잘 아는 히포크라테스보다 훨씬 이전부터야. 인류의 역사만큼이나 오래된 거라고. 생각해보게, 인류 최초의 아기가 태어났을 때 누가 그 탯줄을 끊어주었겠나? 그 사람이 바로 산부인과 의사의 기원인 셈이지."

이 말을 듣고 한참 동안 생각에 잠겼던 물리학자physicist가 나섰다.

"역시 의사들은 시야가 좁군. 여보게. 인류가, 아니 이 지구를 포함하는 우주가 탄생하고 제대로 굴러가려면 정확한 물리학적 법칙이 필요하겠지? 그런 조화로운 질서와 메커니즘이 있는 우주, 즉 코스모스cosmos가 없다면 인간은 물론이고 어떠한 생명체도 지구상에 존재할 수 없을 거야. 물리학은 바로 그런 전 우주적인 메커니즘을 연구하는 학문이라고. 그러니 얼마나 오래된 학문인지 짐작하겠지?"

두 사람의 말을 잠자코 듣고 있던 정치가politician는 두 사람을 번갈아 보며 미소를 짓고는 이렇게 반박했다.

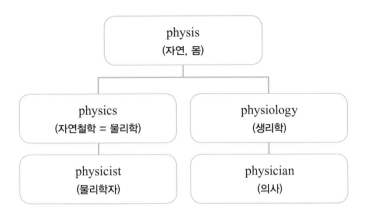

| 물리학과 자연철학은 자연의 기본법칙을 발견하고 체계화하는 과학으로서 최근까지 동의어로 사용되었다. 생리학이란 몸에 관한 이론이다.

"여보게, 물리학자! 자네 역시 세상 물정에 어둡긴 마찬가지야. 자네가 말하는 조화로운 우주가 생기기 전에 세상은 어떤 곳이었나? 바로 혼돈과 무질서만 있던 카오스chaos가 아니었나? 그 카오스가 우리 직업의 기원인 것을 자네는 모르는구먼."

맨 처음의 혼란
카오스

그리스 신화에는 우주의 탄생에 대한 여러 가지 이야기가 있다. 바다의 신 오케아노스^{Okeanos}로부터 시작되었다거나, 밤의 여신 닉스^{Nyx}로부터 세상이 시작되었다고도 한다. 하지만 제일 유명한 것은 카오스^{Chaos}로부터 세상이 시작되었다는 이야기다.

맨 처음에 카오스가 있었다.   — 헤시오도스^{Hesiodos}, 「신통기^{Theogony}」에서

카오스란 이름은 '아주 큰 구멍^{gap, cleft, blank, opening}'을 뜻하는 그리스어 *khaos*에서 기원했다. 헤시오도스는 세상의 처음을 아주 캄캄한 구멍 같은 것으로 생각했는지 모른다. 700년쯤 지난 로마 제국의 시인 오비디우스^{Publius Ovidius Naso}는 좀 더 구체적으로 이렇게 말했다.

바다도 없고 땅도 없고 만물을 덮는 하늘도 없었을 즈음 자연은, 온 우주를 둘러보아도 그저 막막하게 퍼진 듯한 펑퍼짐한 모양을 하고 있었다. 이 막막하게 퍼진 것을 카오스라고 하는데, 이 카오스는 형상도 질서도 없는 하나의 덩어리에 지나지 못했다. 말하자면 생명이 없는 퇴적물, 사물로 굳어지지 못한 요소가 구획도 없이 밀치락달치락하는 상태일 뿐이었다.

— 오비디우스, 「변신 이야기^{Metamorphoses}」에서

헤시오도스의 말처럼 태초에 존재했던 카오스는 오비디우스에 의해 '세상이 태어나기 이전에 있었던 무질서한 혼란'이라는 의미가 되었다.

✚ *khaos* (그) 구멍 → *chaos* (라) 태초의 혼란.

> 묻노니, 아득한 옛날, 세상의 시작에 대해 누가 전해줄 수 있을까?
> 그때 천지가 갈라지지 아니하였음을 무엇으로 알아낼 수 있으랴.
> 모든 것이 혼돈 상태, 누구라서 그것을 분명히 알 수 있을까?
> 무엇이 그 속에서 떠다녔는지, 어떻게 확실히 알 수 있을까?
>
> — 굴원屈原, 「천문天問」에서

중국인들은 세상이 시작되기 전의 상태를 '혼돈混沌'이라 불렀다. 중국인들의 혼돈은 고대 그리스인들의 카오스와 같은 의미를 지니고 있기에 우리도 카오스를 혼돈으로 번역해 부른다. 하지만 고유명사 혼돈은 나중에 '사물의 구별이 명확하지 않음, 또는 그런 상태'를 부르는 일반명사가 되었다.

✚ chaos 카오스; 태초의 무질서; 혼돈 상태

커다란 구멍이었던 그리스어 *khaos*는 그 뜻은 그대로 품은 채 *khasma*을 거쳐 *chasma*으로 변했다고 생각된다.

✚ *khaos* (그) → *khasma* (그) → *chasma* (라) 구멍, 틈
✚ uranisco**chasma** 입천장 갈림증口蓋裂, cleft palat

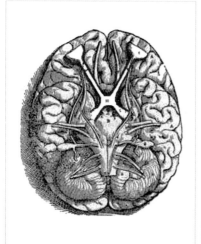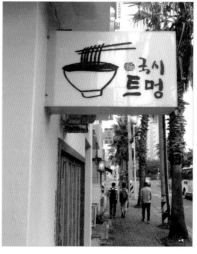

Ⅰ 1543년에 베살리우스Andreas Vesalius가 그린 뇌 해부도에 보이는 시신경 교차optic chiasm. 좌우 시신경
은 서로 교차하여 자신들이 가진 정보를 반반씩 나누어 가져간다.
Ⅱ 제주말 '트멍'은 틈도 되고 구멍도 된다.

chasma와 비슷해 보이는 단어로 키아즘^{chiasm(a)}이 있는데, 이는 '가위표
모양十字形, X-shaped crossing, decussation'을 뜻한다.

✛ **optic chiasm** 시신경 교차. 뇌에서 좌우 시신경이 만나 서로 교차하는 부분.
✛ **chromosomal chiasm** 염색체 교차(염색체가 분열할 때 X 모양으로 보이는 것). 이것을 통
  해 유전정보의 조합이 일어난다.

코스모스,
조화로운 삼라만상

카오스는 하늘, 공기, 땅, 바다로 나뉘고 땅은 다시 산, 강, 숲, 들판으로
자리 잡았다. 하늘에는 별들이 자리 잡고, 땅과 바다에는 짐승들과 물고기
들이 노닐었다. 하늘과 땅 사이에는 새가 날았다. 이렇게 세상은 조화를 이
루고 질서를 갖춘 상태가 되자 '코스모스^{cosmos}'라 불렸다. 코스모스는 카오
스와 완전히 반대되는 개념으로, 조화롭고 질서 잡힌 우주, 혹은 질서와 조
화 자체를 의미하는 말이다.

✚ *kosmos* (그) → cosmos 질서, 조화, 우주

cosmos와 비슷해 보이는 단어로 아름다움, 장식, 혹은 화장^{化粧}을 뜻하
는 단어 코스메틱^{cosmetic}이 있다. 주인을 치장해주는 노예를 뜻하는 라틴어

✚ **cosmet- 치장, 화장** ← *cosmeta* (그) **주인을 치장해주는 노예**
✚ **cosmet**ics 화장품
✚ **cosmet**ology 미용술, 화장품학
✚ **cosmet**ologist 미용사
✚ **cosmet**ic surgery 미용(성형)수술

코스메타^{cosmeta}에서 온 말이다.

고대 인도에서는 종교적인 이유로 어려서 귀를 뚫었을 뿐 아니라, 코나 귀를 자르는 형벌이 많았다. 코가 절단된 환자들, 아니 죄인들은 재빨리 의사들을 찾아갔고 힌두^{Hindus} 의사들은 엉덩이 피부를 떼어 이식하거나 이마의 피부를 돌려 피판^{flap}을 만들어 붙여 코를 재건해주었다. 이렇게 성형외과의 역사가 고대 인도에서 시작되었다.

1798년에 프랑스의 드소$^{Pierre Desault}$는 기형을 교정하고 기능 결손을 고치는 수술에 대한 명칭으로 성형수술$^{plastic surgery}$이라는 표현을 제안했다. '모양을 만든다^{成形}'는 뜻의 *plastikos*에서 이름을 따왔다.

✚ *plastikos* (그) → *plasticus* (라) → plastic (영) 형체를 빚어 만들다

이때만 해도 성형수술이란 신체를 손상 이전의 상태로 되돌려놓는 재건 성형수술$^{reconstructive surgery}$이었다. 하지만 사회적으로도 꼭 필요한 치료이거나 결손 또는 질병에 대한 치료라기보다는 아름다워지려는 허영심을 만족시키려는 성형수술이 등장하자 '정통' 성형외과 의사들은 이러한 수술을 '미용'외과$^{beauty or cosmetic surgery}$라고 불렀다. 돈이나 밝히고 돌팔이들이나 하는 수술이라며 정통 성형외과와 분명히 선을 그어버린 것이다. 이 이름은 당시 유행하던 미용 피부학$^{cosmetic dermatology}$에서 따온 것으로 '미용수술의사$^{cosmetic surgeon}$'란 이름은 일종의 불명예스러운 꼬리표였다.

그래서 '코스메틱^{cosmetic}'이라는 이름이 붙은 수술은, 미용 산업과 마찬가지로 의사들에겐 별로 환영받는 존재가 되진 못했다. 아울러 시도 때도 없이 페미니스트들의 공격 대상이 되기도 했다. 그래서 고육지책으로 찾

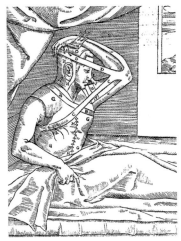
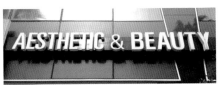

Ⅰ 16세기의 코 성형수술. 타글리아코치|Gaspare Tagliacozzi, *De curtorum chirurgia per insitionem*(1597).
Ⅱ esthetic보다는 훨씬 더 고상해 보이는 aesthetic

아낸 말이 바로 '애스테틱[aesthetic]'이다. esthetic이라고 해도 될 것을 굳이
aesthetic라 하는 것도 고전적인 느낌을 주기 위해서였다.

이렇게 멋진 이름이 등장하자 정통 성형외과의 세계에서 서자 취급을
받던 미용 수술 의사들은 이름만 바꾸었을 뿐인데도 고상한 이름에 맞는 특
별한 지위를 얻게 되었다. 그러는 사이 미국의 미용업계도 자신을 부르던
이름 에스테티션[esthetician]을 버리고 슬그머니 애스테티션[aesthetician]으로 개명
했다고 한다.

여러 종류의 성형외과

✛ **reconstructive** surgery 재건再建외과
✛ **cosmetic** surgery 미용美容외과

✛ **plastic** surgery 성형成形외과
✛ **aesthetic** surgery 심미審美외과

esthetic은 '미학美學'이란 의미의 라틴어 *aesthetica*에서 왔다. 흥미롭게도 '감각'이란 의미의 *esthesia*와 참 많이 닮았다는 것이다. 하긴 아름다움이란 것도 남이 알아주어야 가치가 있을 테니까.

✚ *esthesia* 감각perception ← *aesthesis* (그) 감각 / *(a)esthestica* (라) 미학
✚ *esthetic* 미용 ← *(a)esthestica* (라) 미학 / (그) *aesthesis* (라) 감각의, 미용의

'감각esthesia'에 '없다'는 뜻의 부정형 접두사 an-을 붙이면 anesthesia다.

✚ anesthesia 마취 ← *an*(없다) + *esthesia*(감각)

원래는 수술 중에 환자가 통증을 느끼지 못하게 하려던 무통無痛 기술이었던 '무감각an+esthesia'은 오늘날 '마취anesthesia'라는 말에 고스란히 남아 있다. 'anesthesia'라는 이름은 미국의 의사이자 작가 올리버 웬들 홈스Oliver Wendell Holmes(1809~1894)의 제안으로, '약물로 일정 시간 의식이나 감각을 사라지게 하여 강한 자극에도 반응할 수 없게 만드는 기술'을 일컫는 이름으로 채택되었다.

이렇듯 anesthesia는 무감각이란 뜻이다. 하지만 우리말로는 마취痲醉. 이 말에는 감각을 마비痲痹시키기 위해 환자를 약에 취醉하게 한다는 의미가 숨어 있다. 이제 마취 이야기를 한번 들어보자.

• •

홈스는 대서양 건너 영국의 의사 겸 소설가인 코난 도일에게도 영향을 끼쳤다. 도일은 홈스를 존경하여 자신이 창조한, 나중에 아주 유명해질 탐정의 이름에 홈스의 이름을 붙였다. 지금은 올리버 웰든 홈스는 몰라도 셜록 홈스는 어린아이들도 다 아는 이름이 되었다.

✚ Sherlock Holmes ← Sherlock(당대의 명탐정) + Holmes(미국의 의사 겸 작가)

대기의 신
아이테르에서 에테르가

    필자가 처음 경험한 마취제는 에테르[ether]다. 학생 때 실험실에서 병아리를 마취할 때 썼던, 역한 냄새가 나던 마취제 에테르. 병아리들은 에테르 냄새를 억지로 맡고는 한참을 앉아서 졸다가 뒤로 쿵 하고 넘어졌다. 그때 마취 상태에 빠진 병아리의 몸을 열어 생체 해부를 했다.

+ **esthesia 감각** ← *aesthesis* (그) 감각 / *(a)esthestica* (라) 미학
+ **anesthesia** 마취
+ **anesthesia dolorosa** 감각 마비로 아무런 감각을 느낄 수 없지만 아프고 힘든 통증을 느끼는 현상; dolorosa 몸이 아픈, 마음이 슬픈
+ **paresthesia** 감각이상 ← *para*-(왜곡된) + *esthesia*(감각); 보통은 저림증을 뜻한다.
+ **hypesthesia** 감각저하 ← *hypo*-(낮아진) + *esthesia*(감각); 감각이 둔하다는 말이다.
+ **dysesthesia** 이상감각 ← *dys*-(이상한) + *esthesia*(감각); 정상적인 촉감이 아니라 불쾌하게 느껴지는 촉감을 말한다.

    에테르는 요즘엔 마취제로 잘 사용하지 않지만 마취의 역사에서 아주 중요한 약물이다. 에테르란 이름은 어둠의 신 에레보스[Erebus]와 밤의 여신 닉스[Nyx] 사이에서 난 대기의 여신 아이테르[Aether]에서 왔다.

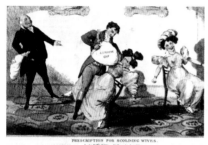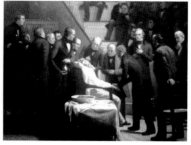

I 웃음 기체. 그림 하단에 '잔소리하는 아내에게 처방을prescription for scolding wives'이라고 적혀 있다.

II 1846년 19월 16일 MGH에서 있었던 목종양 제거 수술 시연 현장 그림. 모턴이 에테르로 마취를 한 환자를 외과의사 존 콜린스 워런이 수술하고 있다. 로버트 히클리Robert Hickley(1882년작).

✛ ether 에테르 ← *aether* ← *aither* ← Aither 대기의 여신 아이테르

19세기 중반에 영국의 화학자 데이비Sir Humphry John Davy(1778~1892)는 마시면 감각이 둔해지고, 기분이 좋아지는 아산화질소nitrous oxide(N_2O) 가스에 관심이 많았다. 이러한 유별난 성질 때문에 이 가스는 '웃음 기체laughing gas'라고 불렸다. 데이비는 이 기체를 의료 행위에 사용하자고 진지하게 주장했는데, 사람들은 오히려 모여서 서로 돌아가며 이 가스를 들이마시고 웃음보따리를 터뜨리고 노는 파티laughing gas party에 더 관심이 많았다. 덕분에 아산화질소 가스는 당시에는 아주 유명한 유흥 기구로 이름을 떨쳤다.

미국에서도 가스를 마시고 노는 파티가 유행이었다. 어느 날, 가스를 마신 채 히죽거리고 웃던 청년이 다리를 심하게 다쳤지만 청년은 하나도 아프지도 않다는 듯 웃으며 잘 놀았다. 현장에서 그를 지켜보던 치과의사 웰스Horace Wells(1815~1848)는 혹시 이 가스에 마취효과도 있을지도 모른다고 여겨 자신에게 직접 실험을 해보기로 했다. 웰스는 가스를 들이마시고 자신이

직접 생니를 두 개나 뽑혀보았는데 정말 전혀 아프지 않았다. 그는 이후 아산화질소 가스를 이용해 무통 발치 시술을 본격적으로 시작했다(1844년).

무통 발치 시술의 효과를 확신한 웰스는 하버드 대학 부속병원인 매사추세츠 종합병원Massachusetts Gerneral Hospital; MGH에서 공개 시연회를 열었다. 하지만 멍석 펴면 못 한다더니, 그날은 마취가 제대로 되지 않아 환자가 아프다고 비명을 지르는 어이없는 일이 터졌다. 웰스는 공개 망신만 당하고 사기꾼 소리를 듣고 말았다.

하지만 현장에 있던 치과의사 모턴William TG Morton(1819~1868)은 아산화질소와 비슷한 효과가 있는 에테르ether를 이용해 무통 발치에도 성공했고 외과 시술에도 유용하게 쓸 수 있다는 것을 입증했다(1846년). 이후로 에테르를 이용한 마취 수술은 널리 퍼져나갔다. 모턴이 에테르로 마취하고 외과의사 워런John C Warren(1778~1856)이 환자의 목에 난 혹을 통증 없이 잘라내는 수술에 성공한 장소는 지금도 매사추세츠 종합병원에 '에테르 돔Ether Dome'이란 이름의 사적지로 남아 있다. 현대 마취학이 태어난 곳이다.

에테르는 그리스 신화에 등장하는 대기의 여신의 이름을 빌려 온 기체로 18세기 중반에 알려졌다가, 100년 만에 마취 가스로 재탄생하여 인류를 수술의 통증으로부터 해방시켜주었다. 대기의 여신도 자신의 이름을 딴 가스가 통증을 없애는 좋은 일을 한다는 것을 알면 분명 기뻐하겠지.

하늘 (O)uranos,
땅 Gaea

다시 카오스로 돌아간다. 카오스로부터 생겨난 최초의 존재는 대지의 여신 가이아^Gaea/Gaia였다. 가이아는 위로 솟구쳐 하늘의 신 우라노스/우라누스^Ouranos/Uranos를 낳았고, 이 둘 사이에서 많은 생명체가 태어났다. 가이아의 이름은 오늘날 geo-에 남아 있다.

✚ **geo- 땅**地 ← **Gaea/Gaia 가이아**
✚ **geo**graphy 지리학
✚ **geo**graphical tongue 지도모양의 혀
✚ **geo**graphic atrophy 지도모양 위축
✚ **geo**graphic stomatitis 지도모양 입안(구내)염

✚ **geo- 흙**土 ← **Gaea/Gaia 가이아**
✚ **geo**phagy 흙먹기증土食症
✚ **geo**logy 지질학, 토질학

✚ **geo- 지구**the Earth ← **Gaea/Gaia 가이아**
✚ **geo**tropism 지향성地向性
✚ **geo**centrism 천동설天動說: 땅을 중심으로 하늘이 움직인다는 설
✚ **geo**medicine 기후환경의학, 지리의학
✚ **geo**pathology 기후환경병리학, 지리병리학

만물은 Gaea로부터 생겨났느니 gen-도 Gaea의 이름과 닮아 보인다.

+ **gen- 생기다** ← *gennan* (그) **만드는**
+ **gen**e 유전자; 생물이 생기게 하는 근원 인자
+ **gen**etics 유전학
+ **gen**us 속屬
+ **gen**ius 천재; 특별한 영감이나 재능이 생긴
+ **gen**ome 게놈
+ **gen**ealogy 계보학, 계보, 족보
+ **gen**eration 발생; 생김(?)
+ Book of **Gen**esis 구약 성서의 창세기
+ patho**gen** 병원체病原體
+ Theogony = the **gen**ealogy or birth of the gods; 신들의 족보, 즉 오비디우스의 신통기神統記

반면에 우라노스는 하늘天과 입천장口蓋, palate을 뜻하는 접두어 uran(isc)o-에 그 흔적을 남기고 있다.

+ **urano- 하늘** ← **(O)uranos 우라노스**
+ **urano**logy 천문학(=astronomy)

+ **uraniscus 입천장, 구개**口蓋(=palate) ← **(O)uranos 우라노스**
+ **uran(isc)o**chasma 구개열(=cleft palate)
+ **uran(isc)o**plasty 구개성형술
+ **uran(isc)o**rrhaphy 연구개봉합술
+ **urano**plegia 연구개 마비(=**palato**plegia)

urano-와 비슷한 모양이지만 뜻은 전혀 다른 접두어로 uro-가 있다.

+ **uro- 오줌^尿:** urine (영) ← *urina* (라) ← *ouron* (그)
+ **uro**logy 비뇨기과
+ **uro**bilinogen 우로빌리노겐; 오줌으로 나오는 빌리노겐
+ **uro**kinase 우로키나제(소변을 원료로 만들어진 혈전용해제)
+ **uro**toxin 요독소^{尿毒素}, 오줌독

이것과 비슷해 보이지만 꼭 구별해서 써야 하는 접두어 neuro-도 있다.

+ **neuro-/neur- 신경^{神經};** nerve (영) ← *neuron* (그) **신경**
+ **neuro**logy 신경학(과)
+ **neuro**sis 신경증; 복수형은 neuroses. 이전에는 노이로제라고 불렸던 병으로, 독일 의학의 영향을 받아 뉴로시스가 아닌 노이로제로 불려진 것으로 보인다.
+ **neur(o)**asthenia 신경쇠약증

그리스의 여신 가이아가 훗날 로마로 수입될 때, 로마에는 이미 땅의 여신으로 테라^{Terra} 혹은 텔룸^{Tellum}이 있었으므로 같은 기능의 신으로 보았다. 그래서 접두어 terr(a)-, tello- 역시 geo-와 비슷한 의미를 갖는다.

+ **terra- 땅, 흙** ← **Terra 테라**
+ **terr**itory 영토
+ **terr**ain 지형
+ Medi**terr**anean sea 지중해^{地中海}('땅 가운데 있는 바다'라는 뜻으로 붙은 이름) ← *medi-* (라) 가운데 + *terra-* (라) 땅 + *nean*
+ **Terra**mycin® 항생제 테라마이신 ← *terra* (라) 흙 + *myce* (라) 곰팡이 + *in* (라) 물질
+ **terra** cotta 테라코타. 점토를 초벌구이하여 만든 단단한 토기.
+ **terra**rium 테라리움(육생동물 사육장, 실내 식물 재배용 유리 그릇)
  (참) aquarium 아쿠아리움; 수생동물 사육장

+ extra-**terr**itoriality 치외법권(=diplomatic immunity)
+ extra-**terr**istrial(E.T.) 외계인(=alien)

테라마이신

1949년에 합성된 항생제 옥시테트라사이클린oxytetracycline의 상품명이다. 개발자들이 연구소 인근에서 채취한 흙에서 분리한 곰팡이를 원료로 만든 항생제라는 의미로 이런 이름을 만들었다. 중년층 이상의 우리 국민들은 항생제를 '마이신'이라고 부르는데, 테라마이신은 약국에서 쉽게 살 수 있어서였다. 제주도에서는 어르신들이 지금도 캡슐 약을 '마이신을 닮은 약'이라 부른다.

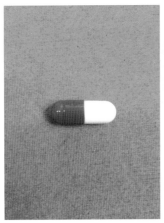 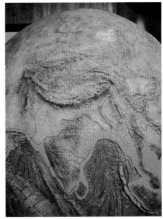

Ⅰ 캡슐로 나왔던 테라마이신이 워낙 유명해서 일반인들은 캡슐 약은 무조건 마이신 종류로 오해하는 경우가 많다. 사진은 세팔로스포린 계열 항생제. ⓒ박지욱
Ⅱ 지형을 보여주는 지도인 지형도terrain. ⓒ박지욱

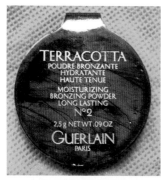
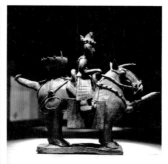

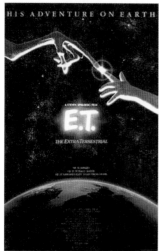
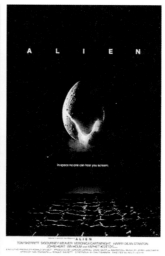

Ⅰ 화장품의 이름에도 테라코타가 있다. 흙이 들었을까? 일단 화장품을 담는 용기는
   테라코타로 만들었을 가능성이 커 보인다. ⓒ박지욱
Ⅱ 시험에 많이 나왔던 기마 인물형 토기는 테라코타 기법으로 만들어졌다. ⓒ박지욱
Ⅲ 영화 〈E.T〉(1982) 포스터와 〈Alien〉(1979) 포스터. 이름은 달라도 뜻은 같은 외계인.

우라노스와 가이아는
거인족을 낳고

　가이아와 우라노스의 슬하에서 오케아노스, 코이오스, 크리오스, 휘페리온, 이아페토스, 크로노스 이렇게 아들 여섯과 테아, 레아, 테미스, 므네모쉬네, 포이베, 테티스 이렇게 딸 여섯이 태어났다. 이들은 티탄 12신[12Titans]이라 불린다. 더하여 외눈박이 퀴클로페스/사이클롭스[Kyklopes/Cyclops]와 100개의 팔에 50개의 머리가 달린 괴물 헤카톤케이레스[Hekatonkheires/Hecatoncheires] 3형제도 태어났다.

✚ Cyclops　사이클롭스
　　← Kyklopes 퀴클로페스　← *kyklos* (그) 둥근 ＋ *op* (그) 눈 ＋ *es* (그) 복수형 어미

✚ Hecatoncheires　헤카톤케이레스
　　← Hekatonkheires　← *hekaton* (그) 백百 ＋ *cheir* (그) 손手 ＋ *es* (그) 복수형 어미

surgery는 손手이란 뜻

외과外科를 의미하는 영어 단어 surgery의 어원은 라틴어 *chirurgia*이다. 이는 그리스어 *cheiro* (손) ＋ *ergo*(일)로 만든 글자이다. 다시 말하면 '손으로 하는 일'이란 뜻이 된다. 외과의사가 하는 일이 바로 수술手術이 아닌가.

하지만 우라노스는 가이아의 몸에서 괴물들이 태어나는 것을 보고 너무 놀라 자식들이 태어나는 족족 가이아의 자궁, 즉 땅 속으로 도로 밀어 넣어버렸다. 가이아는 자신의 뱃속에서 울부짖는 자식들 때문에 마음이 아팠다. 그리고 무책임한 아비에 대해 복수의 칼, 아니 낫을 갈았다. 가이아는 자식들 중 가장 용감한 아들 크로노스/크로누스Kronos/Cronus에게 거대한 낫 스키테scythe를 주어 아비를 응징할 계획을 세웠다.

크로노스가 우라노스를 처단한 방식은 거세castration였다. 스키테로 아비의 남근을 싹둑 자르자 핏방울이 대지, 즉 가이아의 몸속으로 스며들었다. 가이아는 이것으로도 생명을 잉태했다. 복수의 여신 에리뉘스Erinyes(로마에서는 푸리아Furia) 세 자매, 기간테스Gigantes와 멜라이아이Meliai가 태어났다. 바다로 떨어진 생명의 씨앗에서는 여신 아프로디테Aphrodite가 태어났다.

✚ 에리뉘스 Erinyes → 퓨리아 Furia → Fury 분노

✚ **castration 거세** ← **castrum** (라) 칼
✚ castration complex 거세공포. 1914년에 프로이트가 처음으로 이름 붙였다.
✚ castrato 카스트라토. 고음을 내기 위해 거세한 남자 성악가를 말한다. 중세 유럽에서 교회에서 여성이 노래를 부를 수 없었기에 변성기 이전의 남자아이(보이 소프라노)나 카스트라토가 고음역을 담당했다.

크로노스에게 쫓겨 도망가던 우라노스는 자신이 낳은 자식들에게 '야, 이 깡패 같은 녀석들아!'라며 욕을 퍼부었는데 그리스어로 깡패가 '티탄titan'이다.

titano-와 같은 뜻으로 사용하는 단어로 giga(nto)-가 있다.

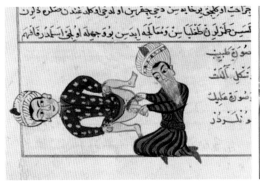
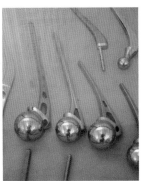

Ⅰ 거세 수술. 1466년경.
Ⅱ 티타늄으로 만든 인공 관절.

✛ **titano-** '거대巨大' 혹은 '강대強大' ← **Titan 티탄**

✛ **titan**ium(22Ti) 티타늄. 1791년에 발견된 원자를 1795년에 클라프로트가 재발견하여 붙인 이름이다. 그 이름에 걸맞게 항공기, 우주선, 미사일의 소재로 사용하는 아주 강한 금속이다. 인공 장기나 관절, 치아의 임플란트도 이것으로 만든다.

✛ **giganto-** '거대巨大' 혹은 '강대強大' ← **Gigas 기가스**

✛ *Gigas* (그) 기가스 → *Gigante* (라) 기간테(단수)/*Gigantes* (라) 기간테스(복수)

✛ **gigant**ism 거인증, 거대증. 손·발·턱·코가 커지면서 거구가 되는 뇌질환의 일종으로, 농구선수나 레슬링 선수들에게서 가끔 보인다.

요즘 심심치 않게 '나노'라는 단어를 볼 수 있다. 나노공학^{nanotechnology}이란 '아주 정밀한 가공 기술이 필요한 공학'을 뜻하며, 이러한 나노공학을 이용한 의학이 바로 나노의학^{nanomedicine}이다. 나노^{nano-}는 10억 분의 1을 뜻한다. 나노와 정확히 반대되는 단어, 즉 10억(10^9)이 바로 기가^{giga-}이다.

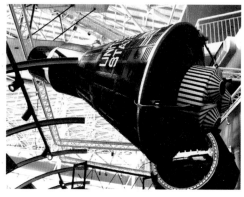 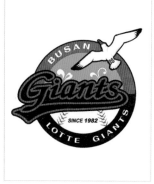

Ⅰ 티타늄 합금으로 만든 머큐리 유인 캡슐. 미국 시애틀 항공박물관. ©박지욱
Ⅱ 자이언츠는 신화에 나오는 거인의 이름에서 온 것이다. 롯데 자이언츠 프로야구단 엠블럼.

난쟁이와 거인은 나노와 기가

✚ nano ← *nano* (그) 난쟁이|dwarf　　　✚ giga ← *gigas* (그) 거인giant

　얼마 전까지 컴퓨터의 사양을 말할 때 쓰던 말 중 하나가 '○○메가 mega(10^6)'였는데 이제 새로 나오는 컴퓨터는 대부분 수백 '기가giga(10^9)' 수준의 속도를 달린다. 기가는 보통 인간이라면 체험해볼 수조차 없던 단어였지만 이제는 책상 위나 무릎 위에서도 만날 수 있다. 이제는 더 나아가 1,000배 더 많은 '테라tera(10^{12})' 용량의 외장 하드도 일상적으로 사용하고 있다.

　giga-보다는 좀 작지만 역시 '크다'는 의미로 메가mega-와 메갈로megalo-를 사용한다.

✛ **mega- 100만(106), 큰 ← (라) magnus**

✛ **mega**death 떼죽음

✛ **mega**lith 거석т5문화

✛ **mega**phone 메가폰, 확성기

✛ **mega**ton(Mt) 메가톤. 100만 톤. 우라늄 1g은 석탄 2t과 같은 양의 에너지를 방출한다. 핵폭
탄의 위력은 메가톤으로 많이 표시되는데 이는 같은 양의 TNT 폭발력과 맞먹는다는 이야기다.
히로시마에 투하된 원폭은 12킬로톤^{Kt}, 나가사키는 21킬로톤으로 추정된다. 킬로^{K}는 1,000을
의미한다. 즉 1giga(G)=10^3mega(M) =10^6kilo(K)이다.

✛ **mega**cardia 거대 심장(=cardiomegaly)

✛ **mega**colon 거대 결장

✛ **megalo- 아주 큰; mega의 여성형.**

✛ **megalo**mania 과대망상증

✛ hepato**megaly** 간肝 비대

✛ cyto**megalo**virus^{CMV} 거대세포 바이러스

✛ **megalo**blast 큰적혈구모세포

✛ **megalo**cytosis 큰적혈구 증가증

✛ **megalo**polis 거대 도시

천문학적 숫자의 단위

· ·

1,000,000	million(밀리언)	100만	10^6	mega(M) 메가
1,000,000,000	billion(빌리언)	10억	10^9	giga(G) 기가
1,000,000,000,000	trillion(트릴리언)	조	10^{12}	tera(T) 테라
1,000,000,000,000,000	quadrillion(쿼드릴리언)	1,000조	10^{15}	peta(P) 펩타
1,000,000,000,000,000,000	quintillion(퀸틸리언)	100경	10^{18}	exa(E) 엑사
1,000,000,000,000,000,000,000	sextillion(젝스틸리언)	10해	10^{21}	zetta(Z) 제타
1,000,000,000,000,000,000,000,000	septillon(셉틸리언)	자	10^{24}	yotta(Y) 요타

둥글게 둥글게

가이아의 자손 중에는 나중에 오뒤세우스^{Odysseus}가 눈을 찔러 실명하게 만든 외눈박이 괴물들인 퀴클로페스(사이클롭스)가 있다. 이름에서 유추하면 '둥근 눈'이란 의미이지만 흔히 '외눈박이'로 불린다.

+ **kyklo-** 둥근 ← *kyklos* (그) 원圓
+ **cyclop**s 단안증, 단안체; 외눈박이 태아
+ **Cyclop**s 검물벼룩. 머리 한가운데 눈이 하나밖에 보이지 않는 까닭에 그 크기에 어울리지 않는 재미난 이름이 붙었다.
+ **cyclo**serine 사이클로세린. 하나의 벤젠고리가 중심구조인 결핵치료 약물로, 결핵균의 세포벽 형성을 방해한다. 인체에도 신경독성이 있다.
+ **cyclo** 시클로. 인도차이나에서 사용하던 자전거 교통수단. 지금은 전 세계에서 볼 수 있다.
+ **cyclo**drome 사이클로드롬. 자전거 경기장
+ **cyclo**pedia 백과사전 ← *encyclopedia* (라) ← *enkyklios paideia* (그); 아이들의 훈육, 교육 과정을 뜻한다.
+ **cyclo**tron 사이클로트론; 의료용으로 사용되는 입자 가속기$^{particle\ accelerator}$
+ **cyclo**ne 사이클론. 인도양에 발생하는 열대성 저기압
+ **cycle** 사이클, 자전거. 바퀴 수에 따라 monocycle(1), bicycle(2), tricycle(3). 혹시 tetra(quadra)cycle(4)이란 말은 없을까?
+ **tetracycl**ine 테트라사이클린. 4개의^{tetra} 케쿨레^{Kekule}의 벤젠고리^{cycle}가 중심 구조로 된 항생제의 이름이다.

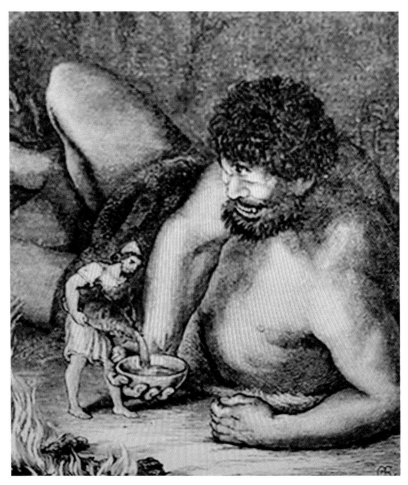

Ⅰ 퀴클로페스와 오뒤세우스. 제주시 그리스 신화박물관. ©박지욱

(참) *kyklo* (그) → *cyclo* (라); 라틴어에서는 k를 사용하지 않아 c로 바꿔 사용한다.

(참) **op-** 눈 Ⅰ *ophthalmos* (그) 눈 Ⅰ **optic** 눈의

　　optics 광학光學 Ⅰ **optical** 광학의, 시각적인

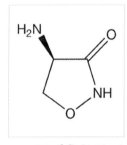
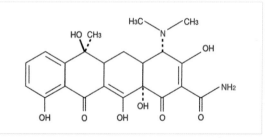
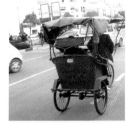
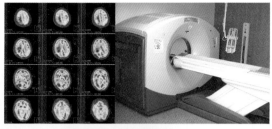
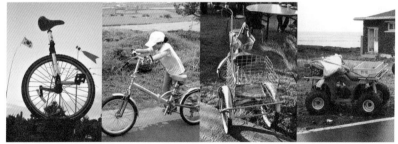

Ⅰ 사이클로세린cyclo-serine.
Ⅱ 4개의 둥근 고리 구조가 있는 테트라사이클린.
Ⅲ 시클로. 중국 절강성. ⓒ정영학
Ⅳ 인체(뇌)의 대사 상태를 보여주는 PETpositron emission tomography 영상과 촬영 장치. 촬영을 위해서 사이클로트론이라는 장비에서 추출된 동위원소 물질이 필요하다.
Ⅴ 외발, 두발, 세발, 네발 자전거. ⓒ박지욱

우리 인체에서 정확히 둥근 것은 무엇일까? 아마 눈알眼球이 아닐까? 사람이 놀라면 '눈을 동그랗게 뜬다'고도 하지만 그건 불가능한 일이다. 다만

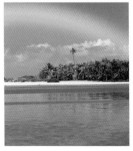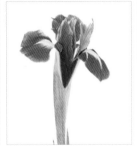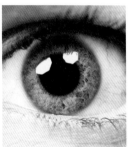

무지개, 붓꽃, 홍채, 무지개의 여신 모두 iris.

눈알globe이 둥글고, 눈에 있는 동공pupil도 둥글다. 신경과 의사들이 정상적인 동공을 기술할 때 "isocoric, round, regular, light reactive pupils"라고 하는데, 이는 양쪽 동공의 크기가 같고 둥글고 반듯하며 불빛에 동공이 잘 수축한다는 뜻이다.

+ **cyclo**plegia 조절마비, 섬모체근마비. 수정체lens의 두께를 조절하는 모양체근육ciliary muscles 의 마비로 '초점을 맞출 수 없다'.
+ **irido**plegia 홍채iris 마비. 강한 빛에도 불구하고 동공이 닫히지 않아 '눈이 부시게 된다'.

　말이 나온 김에 홍채를 뜻하는 iris는 그리스 신화에 나오는 무지개여신 이리스Iris의 이름에서 온 것이다. 그리고 꽃의 이름으로도 쓰인다.

+ Iris 이리스, 무지개의 여신.　　　+ iris 붓꽃, 아이리스.　　　+ iris 홍채

　무지개, 붓꽃, 홍채의 공통점은 색이 다양한 것이다. 사람 눈동자의 색을 결정하는 것도 바로 홍채虹彩: iris인데 색소가 없으면 푸른 눈, 많으면 갈색

이나 검은 눈동자가 된다. 요즘 이 홍채 색깔을 변조하기 위한 렌즈^{circle lens}가 나와 아이들의 눈 건강을 위협한다고 한다.

한편 비슷하게 쓰는 단어로 모양도 비슷한 것이 또 있다.

✤ **circ-** 원圓

✤ **circle** 서클, 동아리, 원, 체계

✤ **circlet** 머리, 목, 팔 등에 거는 장식. 목걸이, 팔찌 등.

✤ **circular** 둥근 모양

✤ **circulation** 원운동, 즉 순환循環

✤ **circus** 키르쿠스. 로마 제국의 대규모 원형 경기장을 말한다. 영화 〈벤허Ben-Hur〉에 나오는 유명한 전차 경기 장면의 배경 역시 키르쿠스다. 가장 유명한 곳은 로마의 키르쿠스 막시무스 *Circus Maximus*(이탈리아어로는 Circo Massimo)로 '대경기장'이란 뜻이다.
  (참) arena 아레나; 모래를 뿌린 경기장. 라틴어로 모래沙를 의미한다.
  (참) hippodrome 히포드롬 ← *hippos* (그) 말馬 + *dromos* (그) 경주. 경마나 전차 경주가 열리는 그리스의 스타디움으로 로마의 circus에 해당한다.
  (참) velodrom(e) 벨로드롬 ← *velo* (프) 자전거 + *dromos* (그) 경주. (실내) 자전거 경주장, 경륜장.

✤ **circuit** 순환로, 우회로, 서킷, 순회, 배선

✤ **circus** 서커스, 곡예曲藝, 곡마단曲馬團. 마법의 여신 키르케Kirke를 기리는 공연이란 뜻이다.

✤ **the Circus** 런던의 피카딜리 광장Picadilly Circus의 약칭

✤ **circus** 로터리; 도로가 만나는 곳에 만들어놓은 회전식 교차로
  (참) rotary=traffic circle. 원형 교차로로 가운데 둥근 모양의 섬을 만들어 진입하는 차량들이 속도를 줄이며 한 방향의 교통 흐름을 유지한다. 가운데는 분수나 화단을 만들어두었다.

비슷해 보이는 단어로 circum-이 있다.

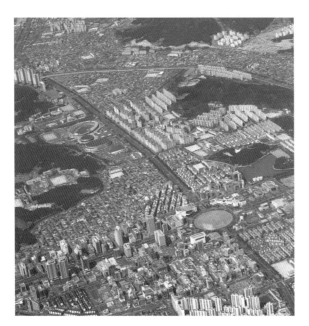

| 하늘에서 본 창원 시내. 서커스(로터리), 스타디움, 벨로드럼, 아레나(모래 운동장)이 한눈에 다 들어온다. ⓒ박지욱

+ **circum-** **둘레**|around

+ **circum**ference 원둘레

+ **circum**locution 둘러말하기, 완곡婉曲

+ **circum**scribe 둘레에 선을 긋다, 한계를 정하다

+ **circum**spect 굽어볼 수 있는, 즉 용의주도한

+ **circum**stance 빙 둘러 서 있는 것, 즉 환경

+ **circum**cise=cut around 포경수술(할례)하다; 포피를 둥글게 잘라내다

+ **circa~** **쯤에** (about: 두루뭉술하게); (연대와 같이 사용하여) ~년경에

+ **circa**dian rhythm ← *circa* (라) ~경about +*dies* 하루; (라) 일 단위로 변하는 생물학적 주기

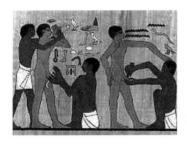

│ 이집트 사카라의 네크로폴리스에서 발견된 부조는 할례
를 묘사한 것으로 보인다.

돌팔이라고 불린 순환생리학의 아버지

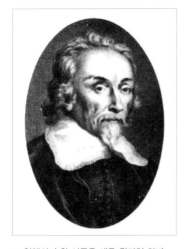

│ 혈액의 순환 이론을 세운 윌리엄 하비.

1623년에 영국의 의사이자 생리학자인 하비|William Harvey(1578~1657)는 자신의 연구와 실험관찰 기록을 근거로 발간한 저서 『심장의 운동De motu cordis』에서 "우리 몸의 피는 심장을 출발하여 동맥과 정맥을 거쳐 다시 심장으로 되돌아온다"는 이른바 '혈액 순환 이론'을 발표했다. 기존의 믿음은 1,500년 전의 로마 의사 갈레노스(갈렌Galen)가 주장한 "피는 한 방향으로 흘러간다"는 '직선 운동설'이었다. 위대한 갈렌이 틀렸다고 말한 하비의 주장은 엄청난 반발과 조롱으로 되돌아왔다.

"맙소사, 피가 심장을 이용해 몸을 한 바퀴 돈다니? 하비 그 친구 정말 돌았군, 돌았어!"

이후로 동료 의사들은 하비를 '시클라토르'라고 비아냥거렸다. 시클라토르circulator는 라틴어로 떠돌이 약장수 혹은 돌팔이라는 뜻이다. 공교롭게도 혈액의 순환circulation을 주장한 하비에게도 꼭 맞는 별명이 되었다.

하비의 이론은 완전하지는 못했지만 그가 주장한 혈액의 순환생리학 이론은 베살리우스Andreas Vesalius의 해부학 이론과 함께 의학이 오늘날의 과학적이고도 실증적인 의학으로 출발하는 토대가 되었다.

티 탄 이 야 기

　이제는 깡패들, 아니 12 티탄 신[12 Titans]들을 살펴보자. 남신은 오케아노스, 코이오스, 휘페리온, 크리오스, 이아페토스, 크로노스이고 여신은 테이아, 레아, 므네모쉬네, 포이베, 테튀스, 테미스다. 이들은 올륌포스 12신 [12 Olympians]이 등장하기 이전에 세상을 지배했던 신들로 자연을 신격화한 것이다.

　오케아노스[Oceanus]는 테튀스[Tethys]와 결혼하여 각각 3,000명에 달하는 강의 요정, 바다의 정령들 그리고 지혜로운 여신 메티스[Metis]의 아버지가 되었다. 바다의 신으로 그 이름 그대로가 '큰 바다'란 의미로 사용된다. 이를테면 *ocean*은 큰 바다 , *Oceania*는 대양주大洋州. 하지만 의학용어로 바다는 thalass이다.

✚ thalassemia 지중해빈혈증 ← *thalassa* (라) 바다 + *haima* (그) 피.

　휘페리온[Hyperion]은 '높은 곳을 달리는 자'란 의미가 있다. 빛의 신으로 태양의 신 헬리오스[Helios], 달의 여신 셀레네[Selene], 새벽의 여신 이오스[Eos]의 아버지가 되었다. 토성의 여섯 번째 위성의 이름으로 남아 있으며, 유명한 고

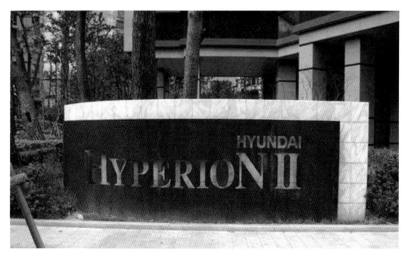

| 하이페리온 아파트. 하이페리온은 '높은 곳을 달리는 자'란 뜻이다.

전음악 음반 제작사의 이름, 우리나라 어느 동네의 고급 아파트 이름이 되기도 했다.

+ **hyper-** 높은 ← *hyper* (그) 높은 ← **Hyperion** 휘페리온
+ **hyper**tension 고혈압
+ **hyper**thermia 고온
+ **hyper**baric 고압력
+ **hyper**acute 아주 급성인
+ **hyper**trophy 비대
+ **hyper**activity 과잉행동

이아페토스Iapetus는 선견지명을 지닌 프로메테우스Prometheus와 뒤늦게 알아차리는 에피메테우스Epimetheus의 아버지로, 토성 위성의 이름이 되었다.

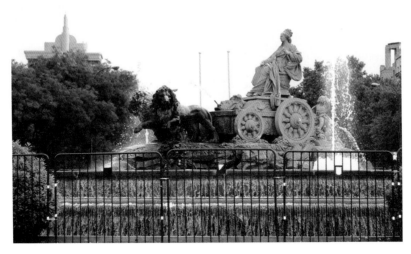

| 레알 마드리드 축구클럽이나 스페인 국가대표팀이 월드컵 우승을 하면 축구팬들이 뛰어드는 곳으로 더 유명한 시벨레스 분수Fuento de la Cibeles. 시벨레는 사자 두 마리가 끄는 마차에 앉은 늠름한 여신으로 표현된다. ⓒ박지욱

✚ **pro- 앞**

✚ **pro**state ← pro 앞前 + state 서다立 = 전립샘前立腺

(참) **procto- 항문, 직장** ← *proktos* (그) **항문**

   proctology 직장 – 항문학

   proctoscopy 항문을 통해 직장을 들여다보는 내시경

✚ **epi- 뒤後, 위上**

✚ **epi**thalamus 시상상부

✚ **epi**nephrine 에피네프린. 신장의 위에 있는 내분비 장기인 부신에서 만든다.

✚ **epi**gastriium 누웠을 때 위장의 위에 해당하는 상복부. 명치끝에 해당한다.

✚ **epi**dural 경막 위의

✚ **epi**glottis 성대 위에 있는 후두덮개. 공기 외의 것은 지나가지 못하도록 막아준다.

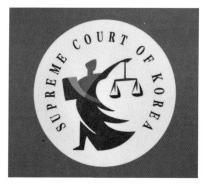

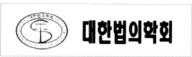

Ⅰ 우리나라 대법원의 상징이다. 정의의 여신 디케를 의미한다고 한다.
Ⅱ 대한법의학회의 엠블럼에는 저울이 등장한다. 저울은 법을 상징하고 지팡이를 감은 S는 의학을 상징하는 아스클레피오스의 지팡이다.

레아Rhea는 크로노스Kronos의 아내이자 제우스Zeus의 어머니가 되었다. 아이들이 태어나자마자 잡아먹는 남편의 눈을 피해, 갓 태어난 제우스를 크레타 섬에 숨겨 키우게 한다. 나중에 제우스를 도와 남편 크로노스를 제거하는 데 한몫을 한다. 로마에서는 키벨레Cybele, 영어로는 시빌레Cybele, 스페인어로는 시벨레스Cibeles로 불리는데 농경의 여신이다.

✚ Rhea 레아 = Cybele 키벨레 = Cybele 시빌레 = Cibeles 시벨레스

므네모쉬네Mnemosyne는 기억의 여신으로 제우스의 딸인 아홉 뮤즈Muse의 어머니가 되었다.
포이베Phoebe는 빛나는 사람이라는 뜻으로 여신 레토Leto를 낳았다. 레토는 아폴론과 아르테미스를 낳았다. 아폴론의 아버지는 제우스, 외할아버지는 포이베이므로 휘페리온의 아들인 헬리오스와 같은 신이 아니다. 포이베

는 아마도 지금의 그리스인^{Hellenes}이 유입하기 전에 그리스 땅에 살았던 원
주민들의 태양이나 달의 신이었을 것이다.

테튀스^{Tethys} ―아킬레우스의 어머니인 요정 테티스와는 다른 여신이다― 는
오케아노스의 아내가 되었다. 수백억 년 전의 지질학적 시대에 대서양에서
시작하여 아시아를 가로질러 태평양까지 흘렀던 거대한 물줄기를 오스트리
아 지질학자 에두아르트 주에스가 테튀스 해^海로 명명했다. 지중해는 이 바
다의 흔적이라고 본다.

테미스^{Themis}는 이치의 여신으로 제우스의 딸인 디케^{Dike}를 낳았다.
검劍과 저울을 든 테미스는 재판의 여신으로, 디케는 한손에는 저울을 들
고 나머지 손에는 검/법전을 든 여신으로 묘사된다. 하지만 이 둘을 혼동하
는 경우가 많다.

➕ **mne- 기억 ← Mnemosyne 므네모쉬네**

➕ **amne**sia 기억상실증

➕ crypto**mne**sia 잠재기억

➕ **mne**monics 기억력 증진술. 고대로부터 기억력 증진술이 필요한 이유는 문자가 없던 시대
　에 이야기를 전하기 위해서다. 산문과 달리 운문에 각운을 맞추는 것도 기억하기 쉽게 하려
　는 고육책이었다.

크로노스와 시간

크로노스/크로누스^{Kronos/Cronus}는 티탄 신 중 막내아들로서, 어머니 가이아가 건네준 강철 낫 스키테로 아버지 우라노스를 거세하고 올림포스 신들의 어버이가 되었다. 크로노스는 그리스인들이 정착하기 이전에 그리스 땅에 살았던 원주민의 농경의 신으로 여겨지며, 그리스인이 토성土星을 부르던 이름이기도 했다. 로마인은 토성을 자신들의 농업의 신 사투르누스^{Saturnus}와 같이 보았다.

✚ Kronos/Cronus = Saturnus = Saturn 농경의 신

하지만 크로노스는 아비 못지않은 폭군이 되었다. 우라노스는 태어나는 자식들이 ―흉측하게 생겼다며― 아내(가이아 여신)의 자궁(땅) 속으로 아이를 밀어 넣었지만, 크로노스는 아이를 자신의 위장 속으로 넣어버렸다. 왜?

"이 깡패(티탄) 같은 놈아, 너도 네 자식에게 쫓겨날 것이다!"

자신에게 쫓겨나던 우라노스가 퍼부은 불길한 예언 때문이다. 그래서 자식 포세이돈^{Poseidon}, 하데스^{Hades}, 헤라^{Hera}, 데메테르^{Demeter}, 헤스티아^{Hestia}

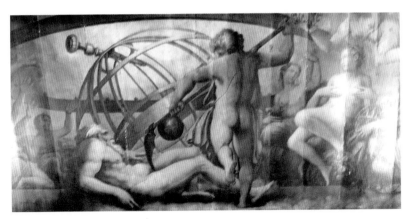

| 바사리Giorgio Vasari(1511~1574)가 플로렌스의 베키오 공작궁Palazzo Vecchio에 남긴 벽화. 천구의는 우라노스의 상징이며, 낫은 크로노스의 상징이다. 크로노스의 낫이 우라노스의 어느 곳을 겨누고 있는지 살펴보라!

가 태어나는 족족 꿀꺽 집어삼켰다.

하지만 막내 제우스는 아버지의 뱃속을 무사히 피할 수 있었다. 어머니 레아가 갓난아기 제우스 대신 강보에 싼 돌덩이를 먹였기 때문이다. 아기 제우스는 멀리 크레타 섬에 숨겨져 염소 아말테이아Amaltheia의 젖을 먹고 자랐다.

크레타에서 망명객 신세로 지내던 제우스는 요정 메티스Metis를 만나 사랑에 빠졌다. 제우스는 연인에게 출생의 비밀을 들려주었고, 생각이 깊은 메티스는 제우스를 도와줄 묘책을 강구했다. 그래서 나온 답이 '구토를 일으키는 즙'. 메티스에게 약을 건네받은 제우스는 어미 레아에게 전해주었고, 레아는 크로노스에게 먹였다. 크로노스는 바로 구토를 시작했고 뱃속에 갇혀 있던 다섯 자식을 모두 토해내고 말았다. 이후로 metis라는 그리스어는 '슬기智'를 의미한다.

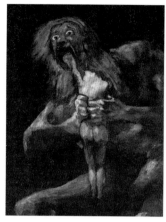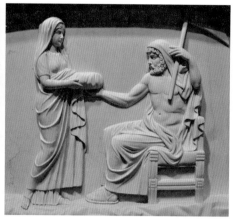

| 고야Francisco de Goya, 〈자식들을 잡아먹는 크로노스〉(1821~1823, 마드리드 프라도 미술관 소장).
|| 크로노스에게 제우스 대신 강보에 싼 돌덩이를 먹이는 레아.

1817년에 프랑스의 생리학자인 마장디Francois Magendie와 펠르티에Pierre Pelletier는 토근吐根, ipecac이라는 식물에서 '구토 유발 성분'을 발견했다. 이들은 새로운 물질에 메티스의 이야기를 기려 에메틴emetine이라는 이름을 붙였다. 어려서 읽었던 신화의 내용을 잊어버리지 않은 영특한 이들임에 틀림없다.

✤ **emetin** 에메틴 ← **Metis**. 제우스의 조강지처
✤ **emet**ic 구토유발, 구토제
✤ **eme**sis 구토
✤ hyper**eme**sis gravirarum 임신 (초기의 심한) 입덧

(참) *vomo* (라) 토해내다

　　vomitorius (라) 토하게 하는, 구역질나는

　　vomitorium (라) (고대 로마의 원형 극장·경기장 등의) 출입구(관람객을 토해낸다고 해서)

　　☞ *vomer* (라) 쟁기, 보습. 코에 있는 서골鋤骨은 구토와는 무관하다.

신화 속 의학 이야기

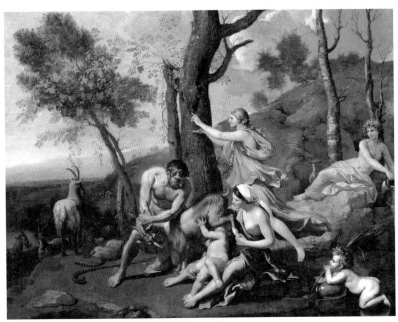

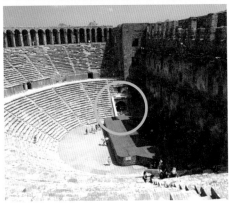

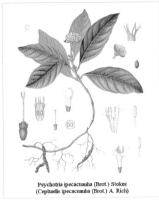

Psychotria ipecacuanha (Brot.) Stokes
(Cephaelis ipecacuanha (Brot.) A. Rich)

Ⅰ 푸생Nicolas Poussin, 〈염소 아말테이아의 젖을 먹는 아기 제우스〉(1635~1636), 런던 들리치 대학 소장.
Ⅱ 고대 경기장의 출입구를 보미토리움vomitorium이라 부르는데 관중을 토해낸다는 뜻이다. 아스펜도스
  원형극장. ⓒ김태헌
Ⅲ 토근 시럽ipecac syrup을 추출하는 *Carapichea ipecacuanha*.

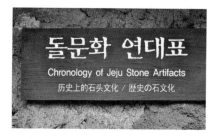

ㅣ 연대기를 chronology로 번역해두었다. ⓒ박지욱

토사물^{vomitus}로 되살아난 형제자매들은 제우스를 중심으로 뭉쳐 크로노스를 축출하기 위한 전쟁을 벌였다. 크로노스 편에는 혈족들인 티탄들이 가담했다. 권력을 두고 벌였던 부자지간의 전쟁을 티타노마키아^{Titanomachia/} ^{Titanomachy}라 부른다.

고비도 있었지만 전쟁은 제우스를 중심으로 한 올림포스 신들의 승리로 끝났다. 비록 무력이 동원되었지만 이로써 신화계에 대폭적인 정권 교체가 이루어졌다. 제우스는 자신의 권력을 형제들과 나누었다. 포세이돈은 바다를, 하데스는 지하세계를 다스렸다. 제우스는 올림포스 산, 하늘, 그리고 인간 세계를 다스렸고 모든 신 중에서도 최고의 신으로 등극하였다.

크로노스의 이름은 왜 시간을 뜻하게 되었을까? 고대인은 시간을 순환하는 것으로 보았다. 해가 뜨고 지는 것이나 달이 차고 기우는 것처럼 하나의 행위가 일어나고 다시 그것을 되돌리는 행위가 일어나는 것을 시간의 흐름을 이해했다. 크로노스가 자식을 잡아먹었다가 다시 토해내는 것을 원래의 상태로 되돌아오는 시간의 속성으로 비추어 본 것이다. 그래서 크로노스는 시간을 뜻하게 되었다.

하지만 비슷한 모양의 글자인 chromo-와 혼동해서는 안 되겠다.

+ **chrono- 시간時** ← **Cronus 크로노스**
+ **chron**ic 시간이 지난, 만성慢性
+ **chrono**meter 정밀 시계

+ **chromo- 색色** ← **chroma** (그) **색**
+ mono**chrome** 흑백사진
+ **chromo**some 염색체
+ **chrom**atography 크로마토그래피. 색 차이를 이용한 분석법.
+ **chrom**ium 크롬. 색이 풍부한 물질이라서 붙여진 이름.

제우스와
뒤 러 코 드

마치 초현실주의 그림같이 으스스한 느낌이 드는 뒤러Albrecht Dürer(1471~1528)의 판화 〈멜랑콜리아 I〉를 본 적이 있을 테다. 이 그림 속에는 중세 의학의 비의秘意와 제우스와 크로노스 사이의 복잡한 역학구도가 은유되어 있는데, 이 그림에는 뒤러 코드가 숨어 있는 것으로 보인다. 단순하지만 복잡한 기하학적 도형들이 흩어져 있고, 우리를 불편하게 하는 날개 단 여인(?), 그리고 난수표 같은 숫자판이 등장하는 이 그림은 도대체 무엇을 의미하는지 알아보자.

그림 속에 등장하는 글자부터 읽어보면 'Melencolia I', 우리말로 읽으면 '멜랑콜리아 1'. 멜랑콜리아는 우리가 아는 우울함이다. 그러고 보니 등장인물의 표정이 제목과 어울린다. 그런데 우리가 흔히 사용하는 멜랑콜리아는 무슨 의미인가? 왜 하필이면 우울한 기분을 멜랑콜리아라 부르는 것일까? 이것을 이해하기 위해서는 고대 그리스 의학, 더 구체적으로 말하면 4체액설humoral theory을 알아야 한다.

+ **humor 체액** ← (라) **액체**
+ **humor**al 체액의
+ **humor**al immunity 체액 면역
+ **humor**al theory 체액설
+ **humor** 유머, 익살
+ **humor**esque 해학곡, 유머레스크

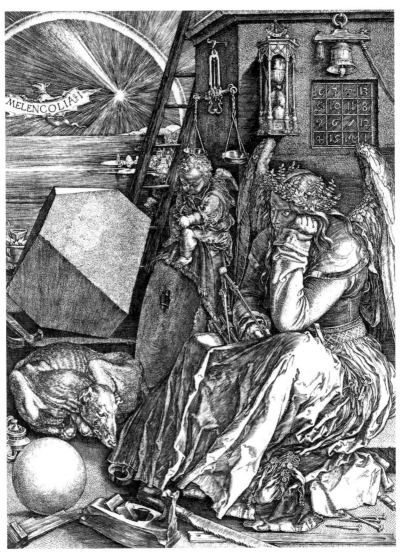

| 알브레히트 뒤러, 〈멜랑콜리아 I〉 동판화(1514). 여인의 머리 위에 있는 모래시계, 종, 숫자판을 눈여겨보아야 한다.

고대 그리스의 철학자 엠페도클레스Emphedokles(B.C.504~B.C.433)는, 우주는 4개의 기본원소인 불·물·공기·흙으로 이루어져 있다고 주장했다. 이것이 이른바 4원소설이다. 이것을 히포크라테스가 의학에 도입하여 질병 병리이론인 '4체액설'을 주장했다.

다시 말하면, 4원소의 속성인 뜨거움·건조함·차가움·축축함을 인체에 도입하여 4개의 기본적인 체액인 노란 담즙chole·점액phlegm·피blood·검은 담즙melan-chole이 각각 간·뇌·심장·비장에서 생성되며, 이 체액들 사이의 불균형이 병을 일으키므로 치료는 체액의 불균형을 맞추는 것이라는 것이 4체액설의 핵심이론이다.

4체액설은 히포크라테스, 아리스토텔레스, 갈레노스(갈렌)을 통해 이어내려와 중세의학의 지배적인 병리 이데올로기가 되었다. 중세 시대의 대표적인 치료법인 사혈, 흡혈, 배설, 관장, 설사, 구토, 재채기, 발한, 이뇨 등은 모두 4체액설에 근거를 두었다. 물론 지금의 눈으로 보면 이상한 치료법이지만 그나마 진보적인 병리 이론이었다. 그전의 의학이론 혹은 질병 이론들은 신의 노여움이나 나쁜 악귀 때문에 인간이 병에 걸린다고 보는 이른바 외인론外因論 혹은 병마론病魔論이 대세였다. 그때의 치료법은 당연히 신에게 기도하는 것이 전부다. 하지만 내인론에 근거를 두면 그 원인을 담은 인체에 뭔가 조치를 해줄 수 있다. 그래서 진보적이라 할 수 있다.

다시 동판화로 돌아와 보자. 체액설에 따르면 검은 담즙이 많아져 생기는 멜랑콜리아는 점성학적으로는 토성土星의 영향으로 생긴다고 보았다. 토성 = 새턴 = 크로노스로 이어지고, 크로노스는 시간의 신이므로 그림 속의 모래시계, 종, 석양은 모두 크로노스를 상징한다.

그렇다면 이런 토성의 나쁜 영향을 제거할 방법이 뭘까? 바로 크로노스

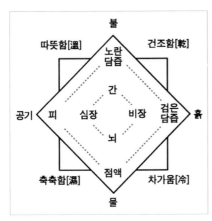

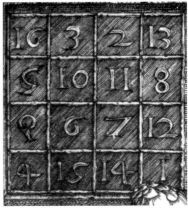

| 4액체설과 4원소설　　　　　　　　　　　　　　Ⅱ 마방진

를 이겨낸 제우스 = 주피터^{Jupiter} = 목성이다. 그림에서는 목성과 관련된 것은 딱 하나 있는데, 그것은 여인의 머리 위로 붙어 있는 숫자판이다. 자세히 보면 이 숫자판은 그냥 숫자판이 아니라 특이한 숫자판이다.

　여기에 쓰인 숫자들은 아래로, 위로, 대각선으로 더해도 모두 같은 숫자인 34가 나온다. 이러한 숫자판을 마방진^{魔方陣, magic square}이라 부르는데, 가로×세로가 4×4인 마방진은 목성을 상징한다. 그러므로 멜랑콜리아를 극복하는 치료방법이 바로 이 마방진이란 것이다.

　좀 괴짜였던 화가 뒤러는 또 하나의 코드를 이 방진에 숨겨놓았다. 가장 아랫줄에 있는 숫자에는 15와 14가 나란히 씌어 있다. 이 숫자를 연결하면 이 동판화가 제작된 연도 1514년이 나온다.

　자, 이제 이 그림 하나로 중세 의학의 병리 이데올로기, 그리고 그리스 고대철학, 아울러 그리스 신화의 권력투쟁에 대해 이야기할 수 있지 않을까?

하극상,
가문의 내력

제우스는 자신의 누나인 헤라의 남편이 되었다. 근친결혼incest의 전통은 가문의 내력이다. 할아버지인 우라노스는 가이아의 아들이자 남편이었고, 아버지 크로노스는 레아의 오빠이자 남편이었으니 말이다.

제우스는 신화계에서 가장 유명한 바람둥이이다. 헤아릴 수 없이 많은 스캔들을 통해 많은 자손들을 남겼다. 그들 중 본처인 헤라와의 사이에서 얻은 자식은 전쟁의 신 아레스Ares, 불화의 여신 에리스Eris, 청춘의 여신 헤베 Hebe 등등이다. 자손들을 여기저기 뿌리고 다니는 통에 자식에게 각별한 정을 주는 좋은 아버지는 되지 못했다. 성장 과정 중에 아버지 크로노스에게 받은 트라우마 때문일까? 그 덕분에 거의 장남 노릇을 하지만 알고 보면 서자庶子인 아폴론과의 관계도 한마디로 최악이었다.

제우스와 티탄 여신 레토Leto 사이에서 태어난 아폴론은 아르테미스와 함께 이란성 쌍둥이로 태어났다. 하지만 태어나기도 전에 헤라의 질투를 받아 심한 고생을 했다. 나중에 아폴론과 아르테미스는 휘페리온의 자녀인 헬리오스와 셀레네를 대신하여 해와 달의 신이 되었다. 나중에 로마에 가서는 아폴로Apollo와 디아나Diana가 되었다(로마 고유의 해와 달의 신은 각각 솔Sol과 루나Luna였다).

신화 속 의학 이야기

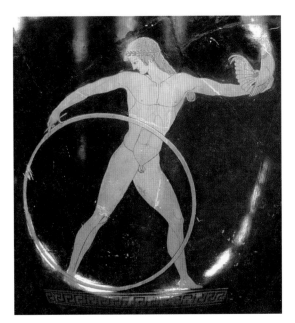

| 젊음의 상징인 후프를 들고 있는 가뉘메데(파리 루브르 박물관 소장).

　아폴론은 아버지 제우스의 사랑을 원했지만, 제우스는 수염도 없는 데다가 여자같이 곱상한 외모의(요즘으로 본다면 꽃미남) 아폴론을 싫어해 거들떠보지도 않았다. 하지만 이것은 표면적인 이유였을 것이다. 마음속 깊이 있는 가문의 유전자인 '하극상下剋上의 전통' 때문에 무의식적으로 잘난 아들을 견제했을지도 모른다. 그러던 와중에 '가뉘메데 납치사건'이 터졌다.

　가뉘메데Ganymede는 아주 준수한 용모의 트로이의 왕자였는데 제우스가 반해버렸다. 제우스는 독수리로 변해서 청년을 납치, 올륌포스 궁으로 데려와 자신의 시중을 들게 했다. 이 사건은 제일 먼저 아내인 헤라를 분노하게 만들었고, 다른 신들도 이번에는 헤라의 분노에 공감을 하게 되었다. 이 사건으로 미루어보면 단순한 시중은 아니었던 것 같다.

이 기회를 이용해 헤라는 아버지의 눈 밖에 나 있는 아폴론을 꼬드겼다. 제우스의 신변에 이상이 생기면 아폴론이 최고의 신 자리를 승계하기로 한 후, 아폴론과 헤라는 제우스를 제거하려는 거사를 일으켰다. 이 반역 모의에는 포세이돈, 아테나 등등 올림포스의 중요한 신들이 가담했다. 반란이 터지자 제우스는 속으로 이렇게 생각했을 것이다.

'내 이럴 줄 알았어. 핏줄은 못 속인다더니!'

위기에 처한 제우스는 간신히 위기를 모면했다. 올림포스 판 '제1차 왕자의 난'을 진압한 제우스는 반군의 주동자격인 아내 헤라에게는 몸을 늘어뜨리는 인신형引身刑을, 아들 아폴론과 형 포세이돈은 가뉘메데의 고향인 트로이의 성벽을 쌓는 노역형에 처하는 것으로 사태를 마무리했다(2차 왕자의 난은 「아폴론과 뱀 그리고 델포이의 신탁」 참조).

✛ Apollon (그) → Apollo (라) → Apollo (영)

제우스에게 벌 받은 신은 이 외에도 많다. 특히 티탄과의 전쟁이 끝났을 때도 티탄 신들에게 벌을 내렸는데 그중 가장 유명한 벌이 바로 아틀라스에게 내려진 벌이다. 이제 그 이야기를 알아보자.

아폴로 눈병Apollo 11 disease은 아폴로와 무슨 상관?
. . . .

급성 출혈성 결막염의 별명으로, 1969년 7월 아폴로 11호가 달에 착륙했을 무렵 대유행했기에 이런 별명이 생겼다.

아틀라스,
지도 책

제우스가 아버지 크로노스를 몰아내는 권력투쟁(對티탄 전쟁^{Titanomachia})을 벌였을 때 티탄족 거인 아틀라스^{Atlas}는 반^反제우스 진영의 중심이었다.

티타노마키아의 대치 상황

크로노스 진영	제우스 진영
티탄 신족	올림피아 신
기간테스	퀴클로페스
튀폰	헤카톤케이레스
아틀라스	프로메테우스

초반에는 열세에 몰렸던 제우스가 전세를 역전시켜 10년간의 전쟁에서 승리를 거두었다. 진압당한 티탄 신들은 땅 속 가장 깊은 지옥인 타르타로스/타르타루스^{Tartaros/Tartarus}에 갇혔고, 반역도당의 수괴(!) 아틀라스에게는 가장 무거운(!) 벌을 내렸다. 바로 하늘을 이고 있는 일이었다.

그리스 사람들은 지중해의 서쪽 끝 지브랄타 해협에서 아틀라스가 벌을 서고 있다고 여겼다. 그곳은 그리스 사람들이 생각하는 세상의 가장 서쪽 끝이었기 때문이다. 땅이 끝나는 곳에는 더없이 너른 바다가 펼쳐져 있

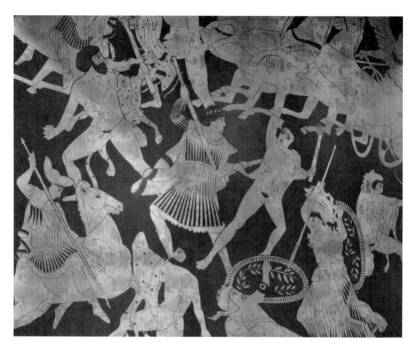

ㅣ 티타노마키아. 티탄족을 물리치는 올림포스 신들.

는데 이 바다에는 아틀라스의 딸들이 산다고 믿었다. 딸들의 이름은 아틀
란티데스Atalantides(단수형은 아틀란티스Atlantis)였다. 아틀란티데스는 다른 이름
으로는 헤스페리데스Hesperides라고도 불렸는데, 이 말은 '서쪽'이란 뜻이다.

　　기원전 4세기에 그리스 철학자 플라톤Platon은 서쪽 큰 바다에 문명이 아
주 번성했던 대륙이 있었다가 어느 날 갑자기 바닷속으로 가라앉아 버렸다
고 주장했다. 누가 그 대륙의 이름을 묻자 플라톤은 '아틀란티스Atlantis'라고
일러주었다. 이후로 이 대륙은 영화나 공상소설 속에서 불쑥불쑥 솟아오르
곤 했다.

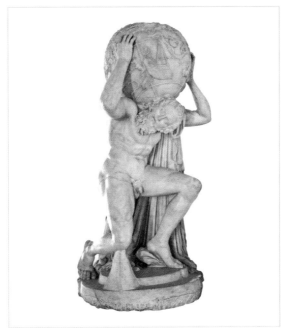

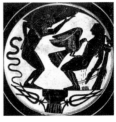

Ⅰ 아틀라스. 하늘을 의미하는 천구를 이고 있다.
Ⅱ 제우스의 벌을 받고 있는 아틀라스(왼쪽)와 프로메테우스(오른쪽). 이들은 형제지간이다. 6세기경에
만들어진 그리스의 꽃병 그림.

✤ Atlas 아틀라스 → Atlantis(단수)/Atlantides(복수) 아틀라스의 딸
✤ Atlantis 아틀라스의 딸들이 사는 바다 혹은 그 바다 속으로 사라진 대륙

    나중에 이 바다는 Atalantic Ocean이라고 불렀다. 아틀란티스 대륙의
이름에서 온 것이든, 아틀라스의 딸 이름에서 온 것이든 그 뿌리는 모두 아
틀라스인 것만은 분명하다. 이 바다가 우리나라에 소개될 때는 대서양^{大西}
^洋이란 이름으로 알려졌다. 플라톤이 말한 '서쪽에 있는 큰 바다'란 뜻이니

원래의 의미를 고스란히 잘 살린 이름이다.

아틀라스에 관한 흥미로운 전설이 예술가들에게 감흥을 불러일으켰던지, 아틀라스의 이미지가 남아 있는 그리스의 꽃병이나 로마의 조각상이 많다. 어깨 위로 하늘 혹은 천구celestrial sphere를 상징하는 구형 물체를 이고, 한쪽 무릎은 굽힌 채 힘겨워하는 늙은이의 모습을 만난다면 바로 아틀라스라고 생각하면 된다.

엄청난 노역에 시달리던 아틀라스는 영웅 페르세우스Perseus가 가져온 메두사Medusa의 머리를 쳐다본 후에 돌덩이로 변해버렸다. 이후로 하늘을 이는 데는 그리 힘들지는 않을 것이다. 지금도 북아프리카의 사하라 사막 서쪽에는 아틀라스가 돌덩이로 변해 산이 되었다는 전설이 남아 있는 산맥이 있으니, 그 이름은 아틀라스 산맥Atlantic Mountains이다.

플랑드르 출신의 지도학자 헤라르뒤스 메르카토르Gerardus Mercator(1512~1594)는 둥근 지구를 평면인 지도상에 옮기기 위해 메르카토르법을 창안하여 근대적인 방식으로 지도를 제작한 인물로, 1569년에 지도 18장으로 이루어진 세계지도 책을 발간했다.

1595년, 그가 죽은 후에 아들들이 아버지의 미완성 지도책을 세 권의 책으로 묶어 『아틀라스, 혹은 세계의 구조와 그 구조의 형태에 대한 우주적 해석Atlas, sive Cosmographicae Medi-ta-tiones de Fabrica Mundi et Fabrica Figura』이라는 다소 철학적인 이름으로 출판했다. 여러 장의 지도를 제본한 책이란 의미로 아틀라스라는 명칭이 지도책에 처음으로 사용된 것이다.

✦ atlas 지도책

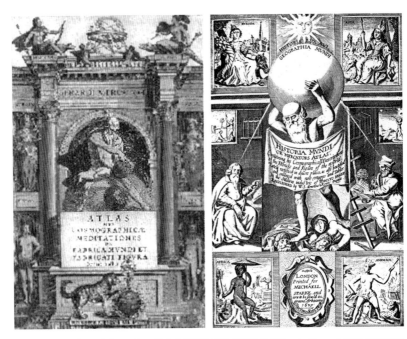

I 『아틀라스, 혹은 세계의 구조와 그 구조의 형태에 대한 우주적 해석Atlas, sive Cosmographicae Meditationes de Fabrica Mundi et Fabrica Figura』(암스테르담: 1616)의 표지. 가운데에 아틀라스 왕이 천구의와 지구의를 부리고 있다. 티탄족 아틀라스라면 머리에 이고 있어야 할 것이다.

II 1637년 런던에서 간행된 영어판 *Historia Mundi or Mercator's Atlas*. 티탄족 아틀라스가 천구의나 지구의를 이고 있다.

이 책의 표지에는 어떤 인물이 공球 모양의 물체 두 개와 나란히 등장한다. 그 인물의 이름이 바로 아틀라스다. 하지만 이 아틀라스는 신화에 등장하는 티탄족 아틀라스가 아니라 고대의 수학자이자 천문학자인 리비아의 아틀라스 왕이다. 메르카토르는 최초로 천구의를 제작한 것으로 알려진 아틀라스 왕을 기념하여 자신의 지도책 표지에 그의 이미지를 실었고 그 책의 이름도 『아틀라스』라고 붙였다.

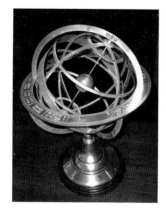

| 천구의 ⓒ박지욱

하지만 여기서 혼란이 시작된 것 같다. 동명이인의 문제로부터 말이다.

메르카토르의 뒤를 이어 17세기 후반 네덜란드에서 제작된 지도에는 아틀라스의 이미지가 많이 등장한다. 이들의 이미지는 메르카토르의 의도와는 달리 티탄족 아틀라스였다. 이들은 죄다 무거운 하늘이나 지구를 이고 있는 이미지로, 메르카토르가 기렸던 아틀라스 왕은 이름만 남고 아틀라스 신의 이미지가 확대·재생산된 것이다.

근세기에 제작된 많은 지도에서 볼 수 있는 아틀라스는 실상 잘못된 출발을 한 셈이다. 하지만 아틀라스가 누구건 상관없이 언젠가부터 아틀라스는 일반 명사로 '지도책'을 의미하게 되었다. 나중에는 그 위미가 더욱 확대되어 특정 주제에 관한 일러스트레이션이나 도표 등을 모은 책까지도 죄다 아틀라스라고 부르게 되었다

✛ atlas 도감圖鑑

머 리 를 이 게 되 다

사람 몸에서 하늘에 견줄 만한 것은 무엇일까? 필자 같은 신경과 의사들은 당연히 머리라고 생각한다. 중요해서 그런 것도 있지만 아틀라스 뼈가 바로 받치고 있으니 머리가 바로 천구요 하늘인 셈이다.

+ Atlas 고리뼈, 환추煥椎; 제1번 경추頸椎
+ Ατλας (그) 고통을 참고 견디는 사람

아틀라스는 우리 몸을 지탱해주는 등뼈 중 가장 높은 위치에 있는 제1번 목뼈the first cervical vertebra의 별명이다. 아틀라스는 그 모양이 다른 등뼈와는 아주 다르다. 무거운 두개골을 짊어지기 위해, 양쪽 어깨 받침대가 넓으면서도 옴폭하게 패어 있다. 그리고 최대한 납작하게 무게 중심을 낮춘 것이 이제 막 무거운 역기를 번쩍 들어 올릴 역사力士처럼 보인다. 아틀라스 뼈의 그런 특이한 구조 때문에 무게가 만만치 않은 머리가 굴러떨어지지 않으면서도 자유자재로 움직일 수 있다. 누굴까? 제일 처음으로 아틀라스란 별명을 이 목뼈에 붙여준 사람이. 그 사람은 분명 그리스 신화를 열심히 읽었던 사람임에 틀림없다.

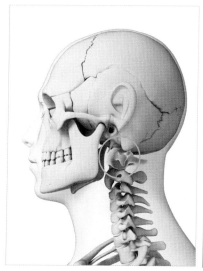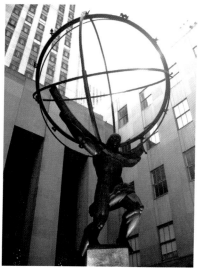

Ⅰ 전구를 이고 있는 아틀라스 거인처럼 두개골을 이고 있는 아틀라스 목뼈.
Ⅱ 뉴욕 록펠러센터 앞에 서 있는 아르데코Art deco 스타일의 청동 거인 아틀라스. ⓒ노미숙

　해부학 아틀라스로부터 시작하여 조직학, 병리학, 신경해부학, 방사선학…. 무수히 많은 아틀라스를 보면서 그것들을 외우고 시험을 치러야 했던 의대생 시절을 생각하면, 다시 그 시절로 되돌아가지 않아도 된다는 생각에 안도의 한숨이 다 나올 지경이다. 어떻게 그 세월을 견뎠을까?

　의대생의 하루하루는 아마 학업과 시험이라는 무거운 짐을 머리 위로 지고 사는 아틀라스의 삶처럼 고단하고 끝도 보이지 않는다. '어서 빨리 졸업을 해서 의사가 되면 얼마나 좋을까!' 아니면 '내일 아침에 눈떠보니 졸업날이면 얼마나 좋을까!' 하는 부질없는 상상을 해보기도 했지만, 돌이켜보면 그 과정이 끝나고 나서 더 무거운 짐을 짊어져야 한다는 것은 몰랐다. 그러니 지금 내가 움직이고 생각하는 이 시간이 아무리 고달파도 기꺼이 누리

고 즐기는 것이 중요하다.

　그래서 아틀라스처럼 끝없는 노역으로 힘든 신의 이야기보다, 끊을 수 없는 운명의 악연과 악연 속에서 도무지 헤쳐 나올 수 없었던 불행한 인간 오이디푸스의 인생 역정이 우리의 가슴에 더 다가온다. 신이야 참을 만한 신력이라도 있겠지만 수십 년 살다 사라질 몸을 가지고 태어난 한낱 인간은 무엇으로 하늘 같은 운명의 무게를 버텨야 할까? 그 기막힌 인간의 이야기를 한번 알아보자.

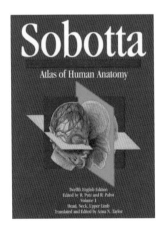

Ⅰ 소보타, 『인체해부학 도해Sobotta's Atlas of Human Anatomy』.

※ 저자는 소보타Johannes Sobotta(1869~1945)로, 독일 본Bonn 대학교의 해부학 교수 및 해부학 연구소장을 지냈다.

━

엄청난 비극의 주인공 오이디푸스는 후대 사람들에게 잊지 못하는 이야기의 주인공으로 전승되었다. 그리스의 비극 작가 소포클레스가 「오이디푸스 왕」, 「안티고네」와 「콜로노스의 오이디푸스」를 쓴 것을 필두로 세네카, 피에르 코르네유, 존 드라이든, 볼테르 등이 오이디푸스의 비극을 문학작품으로 만들었다. 이들보다 더 오이디푸스를 유명하게 한 프로이트는, 어머니에 대한 아들의 애정 때문에 아버지를 연적으로 생각하는 성향을 오이디푸스 콤플렉스라는 병리적 현상으로 정의했다.

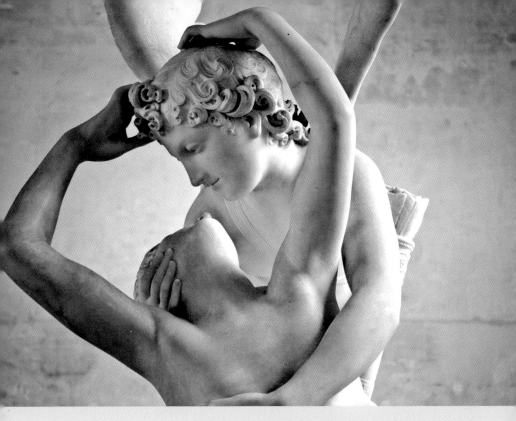

오이디푸스의
비극

5

오이디푸스 콤플렉스,
세 번의 신탁

카드모스의 후손인 테베의 왕 라이오스^{Laios}는 '장차 태어날 아들이 아버지를 죽이고 어미와 잠자리를 같이할 운명'이라는 꺼림칙한 신탁을 받았다. 아들이 자라서 아버지를 죽인다는 신탁은 신화에서 반복적으로 등장하는 이야기다.

아이를 가지지 않으려던 왕의 노력에도 불구하고 이오카스테 왕비는 '아기씨'를 가지고 말았다. 그래도 아들이 아니면 괜찮으니까 딸을 학수고대했지만 왕비가 순산한 아이는 사내아이였다. 이제 더 미루면 늦어지리라.

하지만 왕은 차마 제 손으로 자식을 죽이지 못하고 양치기를 불렀다. 양치기의 손으로 왕자의 목숨을 앗으려고. 하지만 그 왕에 그 양치기인가? 양치기 역시 갓난아기를 제 손으로 죽일 위인이 못 되었다. 그저 산 속으로 왕자를 안고 가서 끈으로 발목을 묶어 나무에 거꾸로 매달아놓았다. 지나가던 늑대가 자신의 일을 대신하겠지 싶어서.

하지만 아이는 지나가던 농부에게 발견되었고, 발견 당시에 묶인 다리가 몹시 부어 있었기 때문에 '부은 발'이란 뜻으로 오이디푸스^{Oedepus}라 불렸다. 오이디푸스는 코린토스 첫(페이지 지도 ⑨참조)의 왕 폴리보스에게 입양되어 무럭무럭 자라나 준수한 청년이 되었다.

신화 속 의학 이야기

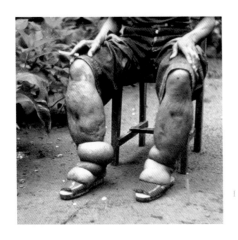

| 다리가 부어 코끼리 피부처럼 된다고 상피
증象皮症. elephantiasis이라 부르는 이 질병은
기생충으로 인한 림프부종의 전형적인 예다.

➕ Oedepus ← *oidema* (그) 부종 + *pous* (그) 발

➕ **(o)edema 부종** ← *oidema* (그) **부종**

➕ lymph**edema** 림프부종

➕ papill**edema** 시신경유두부종

➕ myx**edema** 점액부종

➕ troph**edema** 다리부종

➕ angio**edema** 혈관부종

➕ **pes, ped- 발**로 ← *pous* (그) **발**

➕ **ped**iatrics 소아과(학) ← pediatrics 소아과학 ← *pais* (그) 어린이 + *iatros* (그) 치료.
이제 걸어 다니기 시작하는 아이들을 치료하는 임상 의학이라고 이런 이름이 붙었을까?

➕ ortho**ped**ics 정형외과 ← *ortho* (그) 바른, 교정하는 + *pais* (그) 어린이
오랜 세월 지체 장애 어린이들을 비뚤어진 팔다리를 올바르게 교정하는 것이 정형외과
의사들의 일이었다.

➕ **ped**al 페달. 발로 젓거나 누르는 장치.

➕ **ped**cab 동남아시아의 3륜 차량

➕ **ped**estrian 보행자

+ **ped**estrian cross/crosswalk 횡단보도(영국/미국)
+ **ped**estrian island 보행자 섬
+ **ped**estrian precint 보행자 천국
+ artery **ped**is dorsalis 발등에 있는 동맥

+ **cide** ← *cadere* (라) **죽이다**
+ infanti**cide** 영아 살해 ← *in* (라) 아니다 + *fans* (라) 말하다 + *cadere*. 말도 못 하는 아이를 죽임
+ f(o)eti**cide** 태아 살해, 낙태 abortion ← *fetus* (라) 태아 + *cadere*
+ neonati**cide** 신생아 살해. 생후 24시간 이내에 살해 ← *neo* (라) 새로운 + *natus* (라) 태아 탄생 + *cadere*
+ sui**cide** 자살 ← *sui* (라) 스스로 + *cadere*
+ homi**cide** 타살, 살인 ← *homo* (라) 사람 + *cadere*
+ patri**cide** 부친 살해 ← *pater* (라) 아버지 + *cadere*
+ insecti**cide** 살충제 ← *insectum* (라) 벌레 + *cadere*
+ rodenti**cide** 살서제, 쥐약. ← rodent 설치류 + *cadere*

    (참) cider 사이다. 음료수의 일종. 죽음과는 무관하다(!)

    (참) cadaver 카대버. 해부실습용 시신 ← *cadere*

무럭무럭 잘 자라 청년이 된 오이디푸스는 '너 자신을 알라'로 유명한 델포이 신탁에 갔다가 '뼈를 준 아비를 죽이고 살을 준 어미를 짝으로 삼을 운명'이라는 끔찍한 신탁을 들었다. 구체적인 내용을 잘 알려주지 않고 애매하기로 유명한 델포이의 신탁이 아니던가? 다른 내용을 다 버리고 '나 자신이 누구인지'만 정확히 알았더라도 더 큰 비극은 없었을 것을. 진짜 부모로부터 버림받는 순간 진정한 자신을 잃어버린, 그래서 자신의 근본을 알 길 없는 오이디푸스는 지금이라도 희대의 패륜아가 되지 않기 위해 자신이 부

모라 여기는 코린토스의 왕을 떠나 하필이면 테베로 떠났다.

이 여행 중에 테베에서 델포이로 오던 테베의 왕 라이오스와 마주친다. 둘은 길을 비켜주는 문제로 실랑이를 벌이다가 상대가 누군지 당연히 모르던 청년 오이디푸스는 아버지인 라이오스 왕을 죽이게 되었다. 당사자들도 모르는 사이에 불길한 신탁의 절반은 실현되고 말았다.

테베에 도착한 오이디푸스는 홀연히 도시에 출몰하여 시민들을 괴롭히는 괴물 이야기를 들었다. 괴물은 뮤즈가 가르쳐준 수수께끼를 행인들에게 던지고 답을 틀리면 그 자리에서 죽여버리는 포악한 스핑크스Sphinx였다. 이 괴물 때문에 왕이 친히 델포이로 신탁을 받으러 갔고, 가던 길에 자기도 모르는 사이 아들에게 비명횡사를 당한 것이다.

수수께끼는 '목소리는 같지만 발이 네 개가 되기도 하고 두 개가 되기도 하고 세 개가 되기도 하는 것은 무엇인가?'였다. 오이디푸스는 용감하게 스핑크스에게 나아가 대답한다. "사람이다." 델포이의 어긋난 신탁 때문에 부친살해범이 되었지만 적어도 신전에 붙어 있던 '(인간) 너 자신을 알라'라는 경구는 그의 마음 깊은 곳에 새겨졌나 보다. 하지만 이마저도 얄궂은 운명의 장난이라 할 수밖에. 해답을 몰랐더라면 오이디푸스는 스핑크스의 손에 목이 졸려 죽고 그것으로 비극은 마무리되었을 것을.

정답을 들은 스핑크스는 분을 참지 못하고 자살했다. 테베 시민은 기뻐했고 자신들을 해방시켜준 그 젊은이를 왕으로 추대했다. 그리고 비명횡사한 선왕의 아내 이오카스테 왕비와 결혼까지 시켰다. 이렇게 오이디푸스는 자신도 모르게 그의 어머니와 결혼하였다. 아버지를 죽이고 어머니와 결혼한 것, 이것이 그 유명한 오이디푸스 콤플렉스로 재탄생할 줄을 오이디푸스가 어찌 알았을까?

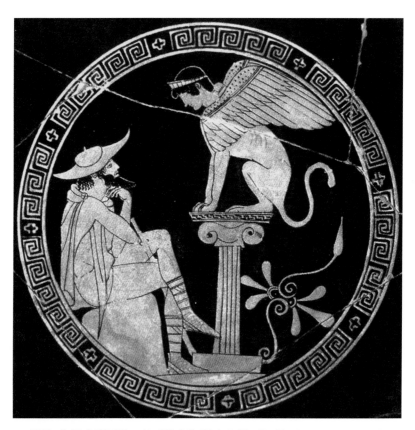

| 기원전 4세기경에 만들어진 그리스 물병에 새겨진 오이디푸스와 스핑크스.
바티칸 박물관.

✚ **Sphinx** 스핑크스 ← *sphingei* (그) 묶다, 압착하다. 스핑크스는 행인들을 목 졸라 죽였을까?

✚ **sphin**cter 조임근, 괄약근

✚ **asphy**xia 질식

오이디푸스와 이오카스테는 네 명의 아이를 낳고 살았다. 그러나 불행한 인간의 비극은 여기서 끝나지 않았다. 테바이에 역병과 기근이 들자 오이디푸스는 무엇 때문에 이런 재앙이 생기는지 델포이에 신탁을 청했다. 이번에는 '선왕의 피를 손에 묻힌 자를 없애면 테바이에 평화가 올 것'이라는, 역시나 애매한 신탁을 받았다. 왕은 신화계의 예언자인 타이레시아스^{Tiresias}를 불러 해석을 청했다.

헤라의 저주로 실명을 했지만 제우스의 도움으로 미래를 보는 눈을 대신 얻은 예언자는 짧게 말한다.

"지혜가 아무런 도움이 되지 않을 때, 지혜롭다는 것은 단지 슬픔에 지나지 않는다It is but sorrow to be wise when wisdom profits not."

— 소포클레스의 비극, 「오이디푸스 왕」에서

한마디로 '모르는 것이 약'이라는 말이다. 그래도 끝까지 묻는 왕에게 타이레시아스는 답한다.

"아우이자 아들의 형이자 아버지요, 누이이자 딸의 오라비이자 아버지가 될 오이디푸스 왕이여!"

결국 세 번째 신탁과 타이레시아스의 해석, 그리고 자신을 산에 버렸던 양치기의 증언을 통해 오이디푸스의 불행한 과거와 죄상이 세상에 낱낱이 밝혀졌다. 이오카스테는 목매어 자살하고, 오이디푸스는 자신의 눈을 찔러 장님이 되어 테바이를 떠났다. 동시에 테바이에 횡행하던 역병도 물러갔다.

이 엄청난 비극의 주인공 오이디푸스는 후대 사람들에게 잊지 못하는 이야기의 주인공으로 전승되었다. 그리스의 비극 작가 소포클레스가 「오이디푸스 왕^{Oedipus Rex}」, 「안티고네^{Antigone}」와 「콜로노스의 오이디푸스^{Oedipus}

Coloneus」를 쓴 것을 필두로 세네카, 피에르 코르네유, 존 드라이든, 볼테르 등이 오이디푸스의 비극을 문학작품으로 만들었다. 더불어 스트라빈스키의 「오이디푸스 왕」, 앙드레 지드의 「외디프Oedipe」, 장 콕토의 「폭탄La Machine infernale」 등이 모두 오이디푸스의 이야기를 소재로 삼았다.

이들보다 더 오이디푸스를 유명하게 한 이는 프로이트Sigmund Freud(1856~1939)로, 어머니에 대한 아들의 애정 때문에 아버지를 연적으로 생각하는 성향을 오이디푸스 콤플렉스Oedipus complex라는 병리적 현상으로 정의했다. 프로이트는 이러한 경향은 정상적인 아동의 심리 발달기에 나타나는 것이며 이 과정을 잘 넘겨야 남자로서의 성적性的 정체성이 생긴다고 보았다. 사실 정상적인 성장 과정이라는 주장이 더 충격적이었다.

✚ complex ← *complexus* (라) 서로 꼬여 있는

엘렉트라
콤플렉스

오이디푸스의 비극과 쌍벽을 이루는 비극이 신화에 나온다. 오디푸스 콤플렉스가 동성인 아버지를 죽이고 이성인 어머니의 남편이 되는 것이라면 그 여성형 버전이 엘렉트라 콤플렉스Electra Complex다. 엘렉트라 콤플렉스는 좀 덜 알려져 있다.

이 이야기는 트로이 전쟁 때 트로이 침공군의 총사령관인 아가멤논Agamemnon 왕으로부터 시작한다. 2년에 걸친 준비 끝에 그리스 연합군은 아울리스 항에 총집결했지만 연합군을 트로이로 실어다 줄 바람이 불지 않았다. 바람이야 사람의 힘으로 어쩔 수는 없는 것이니 무작정 순풍을 기다려 보는데, 그동안 서서히 지쳐가는 연합군 막사에 돌림병마저 돌아 출전도 하기 전에 전력이 크게 상할 지경이 되었다. 아가멤논은 무슨 조화인지 점을 쳐보게 했다.

점술사는 아가멤논이 아르테미스 여신의 신성한 사슴을 사냥했기 때문에 내려진 저주라며, 처녀 여신인 아르테미스의 저주를 풀기 위해서는 아가멤논의 딸을 희생 제물로 바쳐야 한다는 점괘도 함께 받았다. 딸을 희생시켜서라도 전쟁에 나갈 수만 있다면 좋다고 생각한 왕은 궁으로 전갈을 보냈다. 맏딸 이피게니아Iphigenia를 아킬레우스에게 시집을 보낼 것이라며, 클뤼타임

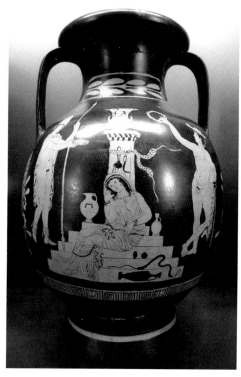

네스트라Clytaemnestra 왕비에게 공주를 보내라고 했다. 아무것도 모르고 아버지를 만나러 왔던 이피게니아 공주는 아버지 손에 붙잡혀 아르케미스 여신의 제단에 제물로 바쳐졌다. 아가멤논, 정말 독한 인간이다!

　냉혹한 여신 아르테미스는 이피게니아가 너무 불쌍하다며 그녀를 살려주었다. 그리고 희생 제물로 공주가 놓였던 그 자리에 사슴을 대신 보내 제물로 대신하게 했다. 아르테미스는 이피게니아를 자신의 신전에 보내 여사제로 만들었고, 아가멤논에 대한 노여움도 풀었다. 순풍이 불기 시작했고 그리스 연합군은 트로이로 출전했다.

트로이 전쟁은 그리스 연합군의 승리로 끝났고 귀국하는 아가멤논은 트로이의 어여쁜 공주 카산드라Cassandra를 노예로 데려왔다. 카산드라를 본 클뤼타임네스트라 왕비는 질투심에 몸서리를 쳤다. 사실 본인도 남편 몰래 아이기스토스Aegisthos 왕과 정을 통하고 있었지만. 왕비는 죄 없는 이피게니아를 희생제물로 바쳤다는 표면적인 이유를 들어 아이기스토스와 공모하여 아가멤논 왕과 카산드라를 죽였다.

아버지에 대한 정이 유난히 깊었고, 이 모든 정황을 잘 알고 있었던 엘렉트라 공주는 피신 보냈던 동생 오레스테이아Oresteia 왕자를 불러들여 어머니와 그 연인을 칼로 찔러 죽여 아버지의 원한을 풀었다. 이것이 아버지의 사랑을 얻기 위해 어머니를 죽이는 엘렉트라 콤플렉스의 전말이다. 오이디푸스는 자신도 모르게 그런 일을 저질렀다면, 엘렉트라는 자신의 또렷한 의지로 그 끔찍한 일을 저질렀다는 것이 엄연히 다르다. 그래서 오이디푸스 콤플렉스는 가슴이 아프고, 엘렉트라 콤플렉스는 너무 끔찍하다.

✛ electricity 전기 ← 1600년에 영국의 의사 길버트W.Gilbert가 호박을 문지르면 생기는 것을 electricus라 불렀다.

✛ electricity ← (라) electricus ← elektron (라) 호박琥珀. amble

엘렉트라 공주의 이름도 '호박'이라는 뜻이다. 눈빛에서 섬광같이 번뜩이는 기운이 느껴졌던 모양이다. 아버지를 대신해 어머니에게 복수를 할 정도라면 눈빛이 예사롭지는 않았겠지?

프로이트의 오이디푸스/엘렉트라의 콤플렉스를 통해 인간은 자신의 과거를 의미 있는 눈으로 돌아보게 되었다. 정확히 기억하지는 못한다 해도 과거의 중요한 사건들은 마음속에 들어와 조금씩 쌓여가는 진흙덩이 같아 지워지지도 녹아버리지도 않는다. 그러다가 어떤 계기가 생기면 잠재의식 속에 있던 기억이 사람을 움직이고 본인은 이유도 모르면서 정신에 병이 든다.

자유 연상이나 꿈의 해석을 통해 과거의 어둠 속에서 인간을 조종하는 무의식 속의 기억을 끄집어 올려내 깨끗이 정리할 수 있다. 그것으로 인간의 헝클어진 현재는 비뚤어진 과거와 화해하고 새로운 미래를 향해 새 출발을 할 수 있다. 이것이 프로이트가 생각하는 정신분석법psychoanalysis의 원리다. 이제 신화 속에 감추어진 정신병psychosis의 원류를 찾아가 보자.

정신병과
프쉬케

어느 나라에 공주가 셋 있었다. 막내인 셋째 공주는 이름이 프쉬케^{Psyche}로서 무척 아름다웠다. 그런데 너무 아름다워서 문제가 된 모양이다. 자타가 공인하는 미의 여신 아프로디테보다 더 아름다웠으니.

"프쉬케 공주의 미모는 여신급이야!"

"공주가 내뿜는 여신의 오라^{aura}(아우라)에 눈이 부셔!"

"아니 여신을 능가하지, 아프로디테 여신보다 훨씬 예뻐!"

"아프로디테 여신을 섬기는 것보다는 프쉬케 공주의 팬이 될 테야!"

쯧쯧, 이 정도가 되면 호사다마好事多魔라고 했던가? 외모는 아름답지만 그만큼의 미덕을 가지지 못한 여신으로 악명이 드높은 아프로디테가 가만히 있을 리 없다.

사람들이 프쉬케에 빠져 여신에 대한 칭송과 숭배를 게을리 하자, 일찍이 헤라와 아테나의 콧대를 납작하게 하고 트로이 왕자 파리스^{Paris}의 사과를 받았던, 미의 전설인 아프로디테는 단단히 약이 올랐다.

'요것 봐라? 그냥 넘어갈 수 없지. 이제 너는 아름다움으로 아무런 이득도 얻지 못하게 해주마!'

아프로디테는 아들 에로스^{Eros}를 보내 자신이 계획을 실행하도록 했다.

에로스는 어머니가 시키는 대로 하긴 했지만 자신도 그만 아름다운 프쉬케에게 매료되고 말았다.

아프로디테의 질투 때문에 아름다움이 저주가 되어버린 프쉬케는 사람 중에서는 배필을 구할 수 없어 에로스의 짝이 되었다. 하지만 벼르고 있던 시어머니가 그냥 넘어갈 리가 없지 않은가? 프쉬케를 괴롭히기 위해 온갖 궂은일을 다 시키지만 에로스의 도움으로 해결해나갔고, 결국 에로스와 프쉬케의 사랑이 이루어졌다. 하지만 사사건건 프쉬케의 편을 드는 아들을 보고 아프로디테는 아마 이렇게 호통을 치지 않을까?

"야, 너 프쉬케한테 빠져가지곤 엄마를 무시해? 너 프쉬케 때문에 제정신이 아니구나!"

아, 여기서 나온 말이 그 유명한 psychosis라니!

✚ **psych(o)-** 정신, 마음 ← Psyche 프쉬케
✚ **psychosis** 정신병
✚ **psychedelic** 정신을 들뜨게 하는, 즉 환각의, 환각제
✚ **psychopath** 사이코 패스; 폭력성을 지닌 이상 심리 소유자
✚ **psychology** 심리학
✚ **psychopathy** 정신에 든 병, 즉 정신병
✚ **psychic** ① 무당 혹은 영매 ② 정신의, 심령의, 마음의
✚ **psychiatry** 정신을 치료하는, 즉 정신의학

(참) **iatry** 치료. ← *iatros* (그) 치료자, 의사
   iatrogenic 의인성醫因性(치료 때문에 생기는; 약 주고 병 주고)
   pediatrics 소아과
   geriatrics 노인의학
   podiatric 족부足部의학

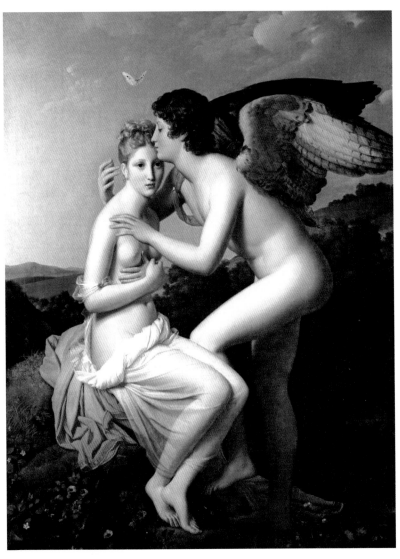

| 제라르Baron Francois-Pascal-Simon Gerard, 〈아모르와 프쉬케〉(1797), 파리 루브르 박물관 소장. 첫 키스를 받고 있는 프쉬케는 아모르(에로스)를 볼 수 없기에 딴 곳을 바라보고 있다.

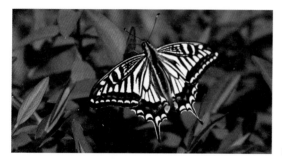

| 프쉬케는 나비라는 뜻도 있다.

프쉬케는 그리스어로 '나비'라는 뜻도 있다. 온갖 고초를 겪고 난관을 극복하여 마침내 에로스와의 사랑을 완성하고 불사의 생명을 얻는 그녀는 나비의 일생과도 닮았다. 나비는 알에서 태어나 미천한 애벌레의 시기를 거쳐 번데기로 바뀌어 인고의 세월을 보낸 다음, 아름다운 날개를 펼치고 하늘을 나는 나비가 된다.

마지막으로, 행복하게 살게 된 에로스와 프쉬케는 아이를 낳았는데 그아이의 이름은 '쾌락'이었다. 쾌락이란 것이 좋은 뜻으로 나쁜 뜻으로도 쓸 수 있는 말이지만 진정한 즐거움은 애정(에로스Eros)와 정신(프쉬케Psyche)의 결합이 필수적이라는 것을 알려주는 것 같다.

또 하나, 에로스는 신화에서 흔히 날개 달린 아기나 아이로 묘사되고 있다. 다른 신들 중 그런 모습을 보이는 경우는 드문 것 같다. 그의 아내 프쉬케도 언제부턴가 날개를 달고 있는 모습으로 묘사되기 시작했다. 남편은 새鳥 날개지만 그녀는 '나비 날개'를 달고 있다.

✤ Eros (그) 에로스 → Cupido (라) 쿠피도 → Cupid (영) 큐피드

✤ **ero- 사랑, 애정, 성애의 ← Eros 에로스**

✤ **ero**ticism 에로티시즘

✤ **ero**tomania 색정광. 반대는 erotophobia.

✤ **ero**genous 성적인 것을 유발하는

✤ **ero**tica 선정적인 그림이나 책, 혹은 최음제^{aphrodosiac}

(참) Eroica (이) 에로이카, 영웅적인; 베토벤 3번 교향곡의 별칭. ← heroigue (프)

(참) 비슷해 보이지만 **ego**는 '나'.

　　egoism 이기주의

　　egocentric 자기중심적인

　　egotism 자만심

(참) 비슷해 보이지만 **ergo-** 는 '일'

　　ergometer 근육 힘 기록기

　　ergonomics 인간공학

　　surgery 수술 ← *chirurgia* (라) ← *cheiros* (라) 손 + ***ergos*** (라) 일

　　지금은 이름이 바뀐 조현병^{調絃病}, 이전에는 정신분열병^{精神分裂病}으로 불렀다. 그중에서도 사춘기 무렵에 생기는 파과형이 가장 심각한 상태 중 하나였다. 그런데 그 이름에도 신화의 흔적이 있다.

청춘의 여신

　우선 '파과형'은 무슨 뜻일까?

　동양의 고사에는 '막 파과의 나이^{破瓜之年}'라는 말이 있다. 오이를 뜻하는 한자 과^瓜를 세로로 자르면 두 개의 팔^八자가 나오는데 이를 더하면 16, 곱하면 64의 수가 된다. 여성 16세, 남성 64세의 나이를 의미한다. 여성이 월경을 시작하는 나이를 의미하기도 하며, 사춘기 혹은 첫 성경험을 갖는 시기란 뜻도 있다.

　헤베^{Hebe}는 제우스와 헤라 사이에서 태어난 딸이다. 영원한 청춘 혹은 청춘의 아름다움을 상징하며, 아름다움과 젊음을 회복하는 능력이 있다고

✤ **hebetic** **사춘기의** ← **Hebe** 헤베
✤ **hebe**phrenia 파과증破瓜症 ← *hebe* (그) 청춘의, 어린 + *phrenia* (그) 마음

☞ **schizophren**ia 조현병, 정신분열병 ← *schizo* (그) 나누다 + *phren* (그) 마음 + ia
✤ **phren** ① 횡격막^{diaphragm} ② 마음
✤ **phren**o- 횡격막의, 마음의
✤ **phren**ology 골상학骨相學. 두개골의 모양을 통해 정신 기능을 연구했던 학문.
✤ **phren**ic 횡격막의, 마음의
✤ **phren**ic nerve 횡격막신경

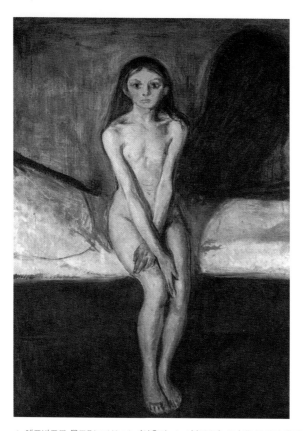

| 에드바르트 뭉크Edvard Munch, 〈사춘기|puberty〉(1895). 오슬로 내셔널 갤러리 소장.

하는 여신이다. 불사의 몸으로 올림포스에 올라온 헤라클레스와 결혼했다. 이 '헤베'의 이름에 '마음'을 의미하는 phrenia가 결합하여 만들어진 단어 hebephrenia는 파과형破瓜形 조현병의 일종으로 번역하는데, 마치 어린아이의 정신상태처럼 되었다는 의미로 붙여졌다. hebephrenia는 그리스 신화에, 破瓜는 동양 고사에 그 이름의 뿌리가 있다.

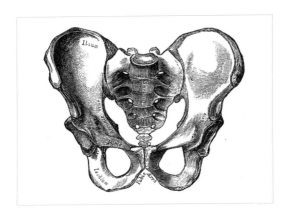

| 두덩뼈는 골반뼈의 앞쪽에 있다. 『그레이 해부학Gray's Anatomy of the Human Body』(20th edition).

✚ **puberty 사춘기** ← *pubertas* (라) **사춘기**
  2차 성징이 나타나고, 생식능력이 생기는 시기를 말한다. 로마에서는 남자 14세, 여자 12세에
  시작하는데 수염과 음모가 나오는 때를 의미한다.

✚ **pubis 두덩뼈, 치골**恥骨 ← *pubes* (라) ① **사춘기에 이른** ② **사타구니, 생식기**

✚ **pubes 음모**

✚ **pub**arche 음모 발생, 음모 성장의 시작

☞ public 공민의, 국민의 ← (라) *pubes*. 적어도 사춘기 나이는 되어야 공민公民으로 인정해서?

  남자든 여자든 사춘기가 되면 이제 결혼해서 살림도 차리고 아기도 낳
고 길러낼 수도 있다. 적어도 생물학적으로는 말이다. 그 결혼을 위해 신화
에서는 아주 재미난 이름들을 마련해두었다.

신화 속 의학 이야기

결혼의 신 휘메나이오스와
처녀막

히멘^{Hymen}으로도 불리는 휘메나이오스^{Hymenaeos}는 아폴론과 뮤즈의 아들 혹은 디오뉘소스와 아프로디테의 아들로 전해온다. 족보는 어떻든 '결혼의 신' 혹은 '풍요의 신'이다. 예로부터 결혼을 통해 자손들이 번창하게 되므로 결혼과 풍요로움을 연관시켜 생각해왔기 때문이다.

✚ Hymen 결혼, 풍요, 임신의 신
✚ hymen 처녀막. 결혼의 신 히멘이 처녀성^{virgin}을 지켜준다고 그런 이름이 붙었을까?

그리스 사람들은 결혼식을 마친 후 첫날밤을 치르는 신혼부부의 신방이나 침상 맡에서 축혼가^{epithalamium}를 불러주었는데, 내용은 다소 원색적인 경우도 있었지만 결혼의 신 휘메나이오스에게 행복한 결혼을 반복하여 기도하는 내용이다. 오늘날에는 식장에서 불러준다.

✚ thalamus ① 평상床 ② 침실 혹은 내실^{inner chamber} ← *thalamus* (그)
✚ thalamus 시상視床. 1756년부터 신경이 시작하는 것으로 보이는 전뇌부를 의미하는 해부학적 용어로 사용하기 시작했다.
✚ epithalamus 시상상부. 축혼가와는 글자가 닮았다.
✚ hypothalamus 시상하부. 1893년부터 사용하기 시작했다.   ✚ subthalamus 시상밑부

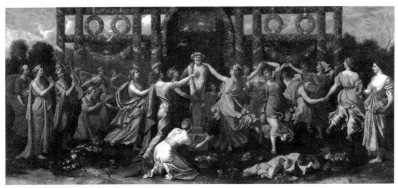

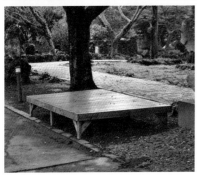

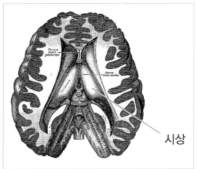

시상

Ⅰ 푸생Nicolas Poussin, 〈여성으로 변장한 히멘Hymenaios Disguised as a Woman During an Offering to Priapus〉
(1634년, 브라질 상파울루 미술관).
Ⅱ 나무 평상. ⓒ박지욱
Ⅲ 시상. 뇌의 가장 중심에 위치하며, 한 쌍으로 이루어져 있다.

✚ epithalamium ← *epi* (그) ∼ 위에, ∼맡에서 + *thalamos* (그) 침상, 침실

    시상은 인간의 감각, 정서, 행동, 기억에 중요한 역할을 하는 곳이다. 시
상과 더불어 기억력에 중요한 곳이 또 있는데 바로 '암몬의 뿔'이라는 특이
한 이름을 가진 곳이다. 어디에 있을까?

해 마 와
암 몬 의   뿔

오래전에 개봉했던 우리 영화 중 〈무소의 뿔처럼 혼자서 가라〉라는 멋진 제목의 영화가 있었다. 영화는 안 보았지만, 그때 무소가 코뿔소란 걸 처음 알았다. 그리고 보니 주변에 코뿔소가 그려진 '뭇소(무쏘)'라는 자동차 이름도 있었구나.

우리 몸속에는 무소의 뿔은 아니라도 뿔은 몇 개 있다. 먼저 안구의 뿔인 각막角膜, cornea, 자궁의 뿔인 자궁각子宮角, uterine cornu, 척수의 전각과 후각anterior and posterior horn, 그리고 뇌에 있는 암몬의 뿔Ammon's horn이다.

✚ Ammon's horn 암몬의 뿔 = *cornu Ammonis* (CA).

먼저 암몬의 뿔을 찾으려면 뇌의 측두엽 안쪽에 있는, 이름도 반가운 해마hippocampus를 먼저 찾아야 한다. 이 지역이 바로 암몬의 뿔에 해당한다. 해마란 이름은 이곳이 바다 생물 해마sea horse를 닮아서고, 암몬의 뿔이란 이름역시 신화에 나오는 암몬 신의 뿔을 닮아서 붙은 이름이다.

먼저 세 종류의 해마를 구분해야 한다. 우선 신화에 나오는 짐승으로, 앞부분은 날개 달린 말, 뒷부분은 물고기로서 포세이돈이 탄 조가비로 만든

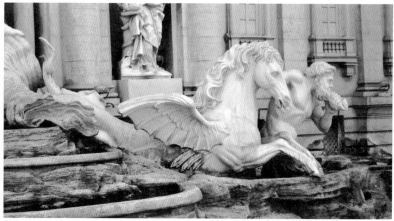

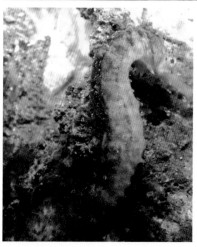
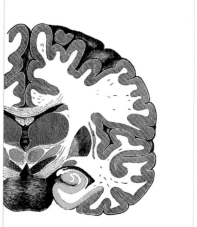

Ⅰ 그리스 신화에 나오는 해마는 말과 물고기의 잡종이다. 더하여 날개를 달았다.
Ⅱ 바다 생물 해마ᵗⁱᵍᵉʳᵗᵃⁱˡ seahorse. ⓒ김성준
Ⅲ 머릿속의 해마가 보이는지? 『그레이 해부학Gray's Anatomy of the Human Body』.

✚ hippocampus 해마ˢᵉᵃʰᵒʳˢᵉ ← *hippokampos* (그).

수레를 끄는 해마가 있다. 그리고 이 전설상 짐승의 이름을 붙인 바다 생물 해마도 있다. 마지막으로 바다 생물 해마의 옆모습에 보이는 S 라인을 닮았다고 측두엽에 붙인 해부학적 명칭도 해마다. 하지만 머릿속의 해마를 보고 포세이돈의 해마를 떠올리려면 사고의 비약이나 상상력의 날개가 도와주어야 한다.

자, 측두엽 해마의 돌돌 말린 모습을 보면서 사람들은 신화적 상상력의 나래를 펴서 닮은 것 하나를 더 가져왔는데 바로 '암몬의 뿔'이라는 것이다.

암몬Ammon, 아몬Amon, 아문Amun, 아멘Amen 등으로 불리는 이 존재는 그리스 신화가 아닌 이집트 신화에 나오는 신이다. 이집트 역사에서 가장 번성했던, 신왕국 시대의 중심도시였던 테베(지금의 룩소르)의 수호신이며 이집트 최고의 신이었다. 숫양의 모습을 했기에 암몬 신의 뿔은 숫양의 뿔을 닮았다. 신화에는 티탄과의 전쟁 중에 제우스가 티탄의 공격을 피하기 위해 변신한 동물이 숫양이었고, 피신한 곳이 이집트라고 한다. 그래서 이집트의 암몬은 변신한 제우스라고 하는 것이다.

암몬은 이집트의 신이지만 그리스 문화에도 섞여 들어왔다. 알렉산드로스 대왕 이후부터 클레오파트라 여왕까지 이집트를 지배한 그리스인과 이후에 이곳을 지배한 로마인들은 제우스/유피테르Zeus/Jupiter 신에게도 암몬 신의 뿔을 달아 제우스/유피테르 신이 이집트인들의 암몬 신격이란 것을 알려줄 수 있었다. 마찬가지로 알렉산드로스 대왕은 자신의 초상화에 암몬 신의 뿔을 달아 자신의 권위를 세울 수도 있었다. 로마인들이 자신의 유피테르를 그리스의 제우스격이라고 한 것도 같은 이치다.

찬란했던 이집트 제국도 사라지고, 그리스 문명도 폐허 속에 모습을 간신히 남겼지만 암몬의 뿔은 지금까지 혼자서 전해져 오는 것이 참 신기하다.

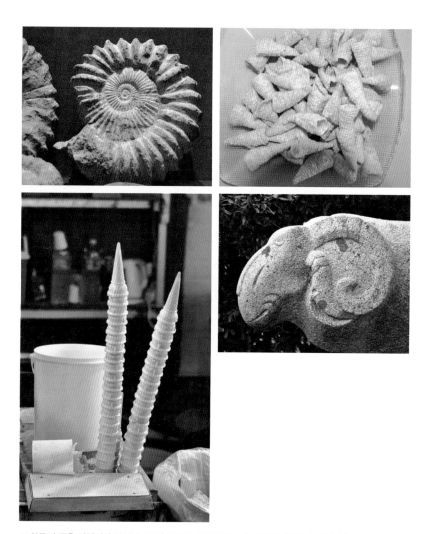

Ⅰ 암몬의 뿔을 닮았기에 암모나이트라 불린다. 앵무조개nautilus의 조상쯤 된다. ⓒ박지욱

Ⅱ 이 과자는 콘(옥수수)으로 만든 콘(고깔) 모양의 과자다. ⓒ박지욱

Ⅲ 어린 시절, 빙과를 부르던 이름은 다양했다. 아이스케이크, 하드, 아이스 바, 그리고 아이스 콘. 생각해 보면 그 이름들마다 합당한 이유가 있다. ⓒ박지욱

Ⅳ 숫양의 뿔. ⓒ박지욱

+ *cornu **Ammonis**(CA)* 측두엽 안쪽에 말려 올라간 지역. Ammon's horn.
+ **ammon**ia 암모니아. 리비야 땅에 있던 유피테르-암몬의 신전 근처에서 얻은 물질이라 붙은 이름이다.
+ **ammon**ite 암모나이트, 국석菊石 ← Ammon(암몬) + -ite(石). 중생대에 번성했던 수생 화석 생물의 이름으로 암몬의 뿔을 확실히 닮았다.

☞ corn 뿔角 ← cornus (라).
☞ corn 곡물grain. 옥수수.
☞ horn 뿔角 = (라) *cornu*(단수)/*cornua*(복수)

　　암몬의 뿔은 권력의 상징이었지만, 비슷한 뿔을 달고 있는 신 판Pan은 신화에 나오는 모든 이들이 혐오해 마지않는 신이다. 판의 억울한 이야기를 들어볼 차례다.

판과 쉬링스

얼마 전 스페인 영화 〈판의 미로Pan's Labyrinth〉(1994년)를 보다가, 미로에 숨어 있는 판의 모습을 보고는 정말 깜짝 놀랐다. 익히 소문은 들었지만 저렇게 흉측할 수가? 누구든 판과 갑자기 마주친다면 '깜짝 놀라는' 것은 물론이고 '겁에 질릴' 법하다.

아르카디아Arcadia 들판에는 숲, 들판, 목동의 신牧神 판Pan이 살았는데, 어느 날 쉬링스Syrinx라는 요정을 보고는 한눈에 반해버렸다. 그녀에게 구애를 하려 다가갔던 판을 본 쉬링스는 글자그대로 패닉 상태(!)에서 달아나기 시작했다. 아무리 흉측하게 생겼다고 하지만 좀 심한 것 아뇨? 못 따라갈 판도 아니지.

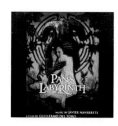

┃ 영화 〈판의 미로〉 OST. 자세히 보면 판의 모습이 보인다.

✚ *panic* 공포 ← Pan 판 　✚ panic attck 공황발작 　✚ panic disorder 공황장애

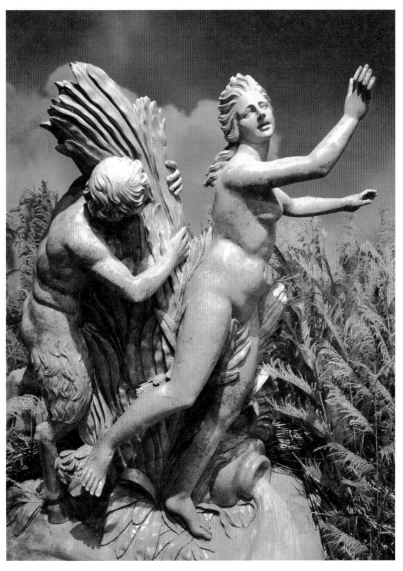

쉬링스라고 껴안았지만 갈대 다발을 품은 판. 제주시 그리스 신화박물관. ⓒ박지욱

5. 오이디푸스의 비극

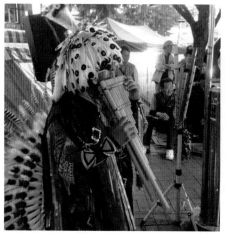
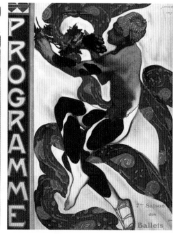

I 팬플루트 연주를 하는 남아메리카 인디오 출신의 악사. ⓒ정영학. 부산.
II 드뷔시 전주곡 〈목신 오후의 전주곡 Prelude a l'apres-midi d'un faune〉의 발레 음악 포스터. 프랑스어로 faune은 그리스 신화의 목신판이다. 드뷔시는 〈쉬링 Syrinx〉이라는 플루트 솔로 작품도 남겼다.

따가닥따가닥, 발굽이 있는 다리를 열심히 놀려 판은 곧 쉬링스를 따라 잡았다. 잡힌 요정은 겁에 질려 사람 살려, 아니 요정 살려라고 외쳤는데, 그 소리를 들은 물의 요정이 그녀를 갈대로 만들어버렸다. 물의 요정은 아폴론의 사랑을 거부하고 나무가 되어버린 다프네의 이야기를 잘 알았던가 보다. 그것도 모른 채 판은 쉬링스를 힘껏 껴안았다. 하지만 이미 쉬링스는 사라지고 한 줌의 갈대만 품속에 남았을 뿐. 아, 웬일이람? 이건 뭐야? 한숨을 팍 쉬는 그때, 갈대에서 아름다운 소리가 났다.

판은 갈대로 변한 쉬링스를 손에 쥐고 길이를 다르게 잘랐다. 그리고 한 다발로 묶어 피리를 만들어 그녀를 생각하면서 불고 다녔다. 아름다운 소리가 나는 그 피리를 판은 쉬링스라고 불렀고, 사람들은 판의 피리, 즉 판플루트라 불렀다.

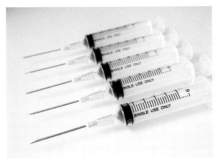

Ι syringe(주사기)는 속이 비어 있다는 뜻이다.

+ *pan*-pipe = syrinx = *pan*-flute

+ **syrinx** ① 새鳥의 울대 ② 판플릇pan flute, pan pipe
+ **syringes** syrinx의 복수형. 주사기.

+ *syringo-* **대롱 모양管狀** ← **Syrinx 쉬링스**
+ **syringo**myelia 척수공동증 ← *syrinx* (그) 대롱 + *myelios* (그) 척수
+ **syringo**bulbia 연수공동증 ← *syrinx* (그) 대롱 + *bulbus* (라) 연수

　하지만 같은 판인 '피터 팬'의 모습을 보면서 판의 이미지를 떠올리기는 쉽지 않다. 하지만 피터 팬은 판이 맞다. 같은 소속사인 월트 디즈니에서 나온 만화 캐릭터들의 이름을 보면 당장 알 수 있다. 미키는 쥐라서 미키 마우스Mickey Mouse고, 도널드는 오리라서 도널드 덕Donald Duck이다. 그렇다면 피터는 판이라서 피터 팬Peter Pan이라는 이름이 붙은 것이 맞지 않은가?

　만화에 나오는 피터 팬은 흉측한 판의 이미지에서 양치기의 신에 걸맞은 녹색 의상을 입고 등장한다. 귀엽기는 하지만 사람치고는 좀 못생긴 얼굴이란 것을 자세히 보면 알 수 있다.

　하여간, 판은 '언제' '어디서나', 사람을 '놀라게 한다'.

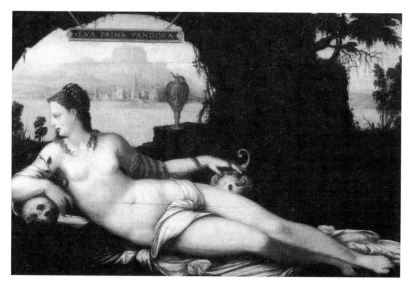

| 〈에바 프리마 판도라Eva Prima Pandora〉(1550년경). 프랑스 화가 장 쿠쟁은 판도라를 성서에 나오는 이 브에 비유했다. 파리 루브르 박물관.

+ **pan-** 모두all. 凡 ← **Pan** 판

+ **pan**acea 만병통치약 ← *Panakeia* 파나케이아. 고유명사 Panacea로 쓰면 모든 치료약을 지 닌 여신의 이름인 파나케아가 된다.

+ **pan**orama 파노라마, 전부 다 보이는

+ **pan**creas 췌장 ← *pan* + *kreas* (그) 살, 고기. 어떠한 음식이라도 다 소화할 수 있도록 다양 한 소화액이 만들어진다.

+ **pan**demic 범유행의, 전 세계적으로 유행하는 전염병 ← *pan* + *demos* (그) 군중, 인구

+ **pan**america 범미汎美주의. PanAm은 미국의 항공사(1927~1991) 이름.

+ **pan**ocean 모든 바다의; 범양汎洋

+ **Pan**theon 판테온, 만신전萬神殿. 로마의 건축물로 많은 신들을 모신 신전이다. 파리에도 있다.

+ **Pan**dora 판도라 ← *pan* + *dora* (그) 선물, 재능; 팔방미인. 그리스 신화에서 에피메테우스의 아내가 된 여인으로 시집올 때 여러 신들이 그녀에게 온갖pan 재능을 선물gift했다.

진료실에서 주사 맞는 것을 끔찍이 무서워하는 환자들을 종종 만난다. 'needle phobia(주사 바늘 공포)'라는 살벌한 이름으로 부르지만 필자는 'syringo-panic(주사 공포)'이라고 부르길 제안한다. needle과 phobia보다는 쉬링스와 판의 못다 이룬 사랑의 이야기를 떠올리게 하는 이름이 혹시 두려움을 조금이라도 덜하게 만들 수 있길 바라며.

판이 숲속의 흉물이라면 그 반대로 숲속의 꽃미남 나르키소스의 이야기도 전해온다. 이번에는 너무 잘생겨서 문제가 된 젊은이의 이야기를 알아보자.

나르키소스, 에코,
그리고 자아도취

강의 신 케피소스Kephissos와 푸른 물결의 요정 레이리오페Leiriope 사이에서 태어난 아들 나르키소스/나르시서스Narkissos/Narcissus는 아주 아름답고 준수한 청년이었다. 레이리오페는 나르키소스를 낳을 때, 아들이 '자신의 모습을 보게 되면 빨리 죽을 것'이라는 불길한 예언을 들었다.

레이리오페는 아들의 주변에서 거울을 모두 치웠고 물가에 가면 요정들이 물장구를 쳐서 나르키소스가 자신의 모습을 못 보게 했다. 그래서 별 탈 없이 잘 자라 아주 준수한 용모의 청년이 된 나르키소스는 인간과 요정, 남과 여를 가리지 않고 많은 사랑을 받았다.

하지만 요정 에코Echo와 청년 아메이니아스Ameinias는 나르키소스를 짝사랑해서 큰 상처를 받고 만다. 먼저 에코의 이야기부터 시작해볼까?

숲의 요정 에코Echo는 역시 무척 아름다운 요정이었다. 그런데 어쩌다가 그만 나르키소스에게 푹 빠져버렸다. 사랑을 고백하면 선남선녀의 만남이 될 법도 했지만 불쌍하게도 에코는 헤라 여신의 미움을 받아 남에게 말을 건넬 수 없었고 '남의 말만 따라 할 수밖에 없는 처지'였다. 그래서 에코는 밤낮으로 나르키소스를 따라다니며 그가 내뱉은 말의 마지막 부분만 따라 했다.

"넌 누구냐?"

"누구냐냐냐냐?"

"왜 따라다녀?"

"따라다녀녀녀…."

"장난 치냐?"

"치냐냐냐냐…."

화가 난 나르키소스는 에코를 매몰차게 차버렸다. 상심한 에코는 눈물로 밤을 지새우며 식음을 전폐하여 점점 말라가더니 결국 몸이 사라지고 목소리만 남게 되었다. 그 목소리는 지금도 깊은 산속에 남아서 남의 말을 따라하고 있다. 에코는 우리나라에도 있어 산에 가서 크게 소리를 지르면 숲 어디선가 메아리^{echo}로 되돌아온다. 에코가 반갑게 인사하는 것이다.

✛ **echo- 반향反響, 돌아오는 소리**$^{returned\ sound}$. ← Echo **에코**

✛ **echo**lalia 반향언어증. 남의 말 따라 하기.

✛ **echo**graphy 초음파의 반향을 이용한 영상 진단법 = ultrasonography 초음파 검사.

✛ **echo**cardiography 심(장)초음파검사 = ultrasonic cardio-graphy. 초음파의 반사를 이용하여 심장 상태를 진단하는 검사법.

1953년 스웨덴의 룬드 대학교 병원의 심장의학자 에들러$^{Inge\ Edler}$는 젊은 핵물리학자 헤르츠$^{Carl\ H.\ Hertz}$와 함께 새로운 진단법을 개발했다. 탱크의 장갑裝甲이나 선박의 금속 덮개를 잘라보지 않고 그대로 둔 채 내부의 균열을 찾아보는 방법으로 사용해오던 초음파 반사경$^{ultrasonic\ reflectoscope}$을 의료 검사에 도입한 것이다. 이 검사는 심장병 환자의 수술 전 평가에 사용되었는데 아주 유용했다. 이후로 발전에 발전을 거듭하여 오늘날에는 심장 검사의 필수 항목이 되었다. 초음파의 '반향'을 이용해 심장을 실시간으로 들

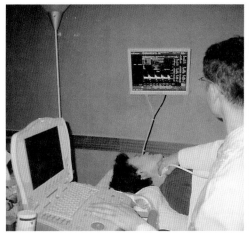
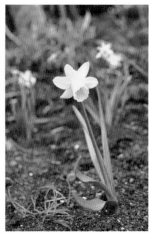

Ⅰ 혈관 초음파 검사 장면. ⓒ박지욱
Ⅱ 수선화. 꽃말은 자존自尊이다. 치매 치료제의 원료가 되기도 한다. 치매환자들의 자존심을 좀 높여줄
수 있기를 고대한다. ⓒ박지욱

여다 볼 수 있게 하는 이 검사법의 이름은 무엇인지 짐작할 수 있을 것이다.
echocardiography, 즉 심장 초음파 검사.

한편 콧대 높은 나르키소스에게 당한 건 에코뿐만이 아니다. 청년 아메
이니아스는 나르키소스에게 매몰차게 차인 후 사랑하는 나르키소스가 건네
준 칼로 자살하면서 나르키소스에게 '너도 누군가에게 실연을 당하리라'는
저주의 말을 내뱉었다.

그 때문이었을까? 어느 날 숲 속 샘가에서 물을 먹으려던 나르키소스는
물 위에 어린 자신의 모습을 보고는 아름다운 그 모습에 푹 빠져버렸다. 자
기 모습을 자기가 못 알아본다는 것이 가능할까? 하지만 나르키소스는 아직
단 한 번도 자신의 모습을 본 적이 없었으니 가능한 일이었다. 그리고 거울
이라는 것을 알지도 못했을 것이고.

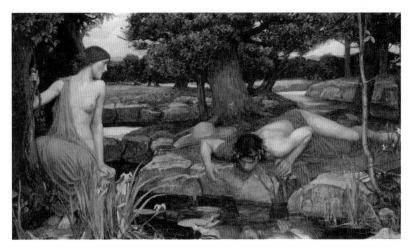

| 워터하우스Jon Willaim Waterhouse, 〈에코와 나르키소스Ehco and Narcissus〉(1903)
영국 리버풀 워커 아트 갤러리.

자신을 향한 나르키소스의 짝사랑은 이때부터 시작되었다. 그리고 이루지 못할 사랑 때문에 결국 목숨을 잃었다. 그가 죽었던 자리에는 아름다운 꽃이 피었는데 이를 나르키소스, 즉 수선화라 부른다. 그리스의 오랜 미신 중에는 자신의 그림자를 보는 것이 불길하다는 것이 있는데 이 이야기와 관련이 있으렷다?

✤ **narcissus 수선화(꽃말은 자존**自尊**).** ← **Narkissos 나르키소스**

✤ **narcissism** 자기애自己愛. 독일 정신과 의사 네케Paul Necke가 정의했고 후에 S. 프로이트가 정신분석학에 도입한 용어로, 자기 자신이 자신의 관심의 대상이 되는 자아도취의 병적인 정신 상태를 말한다.

나르키소스의 불운은 여기서 끝나지 않는다, 일찍이 그리스 로마 신화를 근거로 〈오르페우스와 에우뤼디케〉, 〈헤라클레스와 헤베의 결혼Le Nozze d'Etcole e d'Ebe〉, 〈안티고네 Antigone〉 등 많은 오페라를 썼던 독일의 음악가 글루크Christopher W. Gluck는 〈에코와 나르키소스Echo et Narcisse〉의 리허설 중에 뇌졸중으로 쓰러졌다.

좀 비슷해 보이지만 전혀 다른 글자로 *narco-*가 있다.

➕ **narco-** **멍한**stupor: numb
➕ **narc**osis 마취, 혼수
➕ **narc**otics 마취제, 수면제, 최면제
➕ **narc**olepsy 발작수면, 기면증sleep attack

지금도 그리스 땅에 남아 있는 케피소스 강은 프로크루스테스Procrustes의 이야기로도 유명한 곳이다. 이 이름은 '발을 앞으로 뻗치는 자'라는 의미이다.

➕ **Procrustes** **프로크루테스** ← *pro-* (그)/(라) **앞의** + *crus* (그) **다리**leg

☞ **crus/crura** **다리/다리들**
  crus cerebri 대뇌다리
  crural 다리의
  crutch 목발

그는 지나가는 사람을 붙잡아다가 자신의 침대에 누인 후 발을 뻗어보게 했다. 그 사람이 침대보다 길면 다리를 잘라버리고, 침대보다 짧으면 정강이를 늘여 침대의 크기에 맞추었다. 정형외과에서 하는 절골술osteotomy은

여기서 아이디어를 얻었는지도 모른다.

이처럼 특정인의 사고방식이나 행동방식에 억지로 짜 맞추려는 혹은 획일적인 경향을 말한다. 프로크루데스적인^{procrustean} 방식이라 부른다. 동양에서는 이를 견강부회牽强附會라고 한다.

하지만 어떻게 다리를 잘랐을까? 다리를 자른 사람들은 살았을까? 아마 다리를 자르는 것 자체가 그 사람을 레테의 강으로 데려가는 일, 즉 치명적인 사건이 되지 않았을까?

저승 가는 길

　우리 조상들은 사람이 죽으면 달나라에 간다고 생각했다. 칠흑 같은 밤 하늘에 하얗게 떠 있는 달을 보면 그런 생각이 절로 든다. 기독교인은 죽은 이들이 요단 강Jordan River을 건너 천국으로 간다고 믿었는데, 그리스인은 스틱스Styx 강 *을 건너 하데스가 다스리는 지하 세계, 즉 저승으로 간다고 생각했다. 글자 그대로 땅 속으로 들어가는 것이다.

　뱃사공 카론Charon이 젓는 배를 타고 스틱스 강을 건너가려면 노잣돈이 필요해서, 그리스인들은 망자의 입 안에 동전 한 닢을 넣어주었다. 강을 건너면 머리 셋 달린 괴물 개 케르베로스Kerberos가 저승 입구를 지키고 있다. 죽은 이들은 레테Lethe 강에서 물을 한 번씩 마시는데 이로써 전생을 완전히 잊어버리게 된다.

　그리스어로 '보이지 않는 자'란 뜻을 지닌 하데스Hades는 많은 이야기에서 주연 보다는 조연으로 등장한다. 죽은 아내 에우뤼디케Eurydice를 찾으러 온 오르페우스Orfeus에게 에우뤼디케를 돌려주기도 했으며, 헤라클레스에게

---

*혹은 아케론Acheron 강이라고 하는 책도 있다. 지하 세계에는 어둠을 뜻하는 스틱스 강, 통곡을 의미하는 아케론 강, 망각을 뜻하는 레테Lethe 강, 불을 의미하는 플레게톤Phlegeton 강, 비탄을 뜻하는 코퀴토스Kokytos 강이 있다.

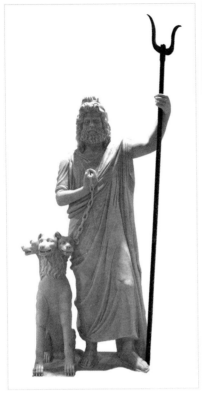
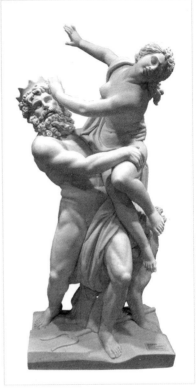

| Ⅰ 하데스와 케르베로스. | Ⅱ 페르세포네를 납치하는 하데스. |

+ **lethe 망각** ← **Lethe 망각의 강 레테**

+ **leth**al 치사致死, 치명적인, 알아차리지 못하는, 건망증의

+ **leth**ality 치사율

+ **leth**algic 무기력. 나중에 기억하지 못할 정도로 의식이 처진 것을 의미한다. 뇌손상이나 뇌 기
  능장애로 가만히 두면 계속 자는 상태.

+ **leth**al injury 치명적인 부상

+ **Leth**al weapon 리설 웨폰(치명적인 무기). 멜 깁슨이 주인공으로 나왔던 영화 제목.

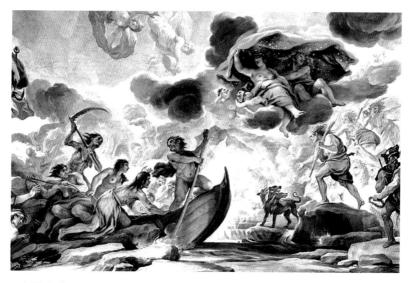

| 〈카론의 배〉. 지오르다노Luca Giordano(1634~1705)의 그림. 오른쪽에 머리가 세 개 달린 개 케르베로스가 보인다.

저승을 지키는 사나운 개 케르베로스를 빌려주기도 했고, 아스클레피오스가 죽은 이를 살려내자 아스클레피오스를 죽여달라고 청원하기도 했다. 하지만 데메테르Demeter의 딸 페르세포네를 납치하여 자신의 아내로 삼았을 때는 사건의 주인공 노릇을 톡톡히 해냈다.

라틴어로는 플루톤Pluton, 영어로는 플루토Pluto가 모두 그리스의 하데스에 해당한다. 땅 속에는 각종 광물이 많으므로 플루토는 '재력富의 신'이다. 특히 우리나라를 살펴보아도 땅 부자가 많지 않은가? 하지만 그리스 사람들의 생각으로는 부동산의 가치가 중요한 것이 아니라 땅 속에 묻혀 있는 온갖 진기한 광물 때문에 하데스를 재력가로 생각했다. 하지만 아무나 아무 때나 저승에 가는 것은 아니었다. 때가 되어야 갈 수 있었다.

아트로핀,
운명을 거스르다

그리스인들의 운명관에는 사람의 운명을 결정하는 세 여신이 있다. 이 운명의 여신들이 인간의 천수天壽를 누리는 데 결정적인 역할을 한다. 이들의 결정으로 하데스의 땅으로 가는 자가 정해진다. 인간의 운명을 관장하는 세 자매 여신은 그리스 신화에서는 모이라이Moirae고, 로마 신화에서는 파타Fata로 둘 다 '운명fate'을 뜻한다.

✛ **fatal** 운명적인, 치명적인, 불길한. ← Fata 운명의 여신
✛ **fatalism** 운명론.
✛ **femne fatale** (프) 팜 파탈. 원래는 숙명적인 여인이란 의미였지만 남자를 유혹하여 파멸에 이르게 하는 여성이라는 뜻으로 쓰인다.

이 사이 좋은 세 자매의 이름은 '실을 뽑는다'는 뜻의 클로토Clotho, '추첨'이란 의미의 라케시스Lackesis, 그리고 '돌아오지 않는다'란 뜻을 지닌 아트로포스Atropos다.

이들의 이름에는, 클로토가 인간의 삶을 옷감 짜듯 실로 짜면 라케시스가 표시를 하고 그곳에 가위로 아트로파가 실을 끊어 인생을 마감한다는 고대인들의 생사관이 숨어 있다.

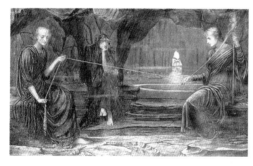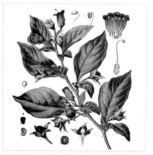

I 스투드윅John Studwick, 〈세 명의 모이라이〉(1885), 런던 테이트 갤러리 소장.
II 아트로파 벨라도나 풀Atropa belladonna.

✚ Clotho 클로토 → clothes 옷감
✚ Lackesis 라케시스 → lot 추첨
✚ Atropos 아트로포스 → atropine 아트로핀

이탈리아어로 아름다운 여인을 의미하는 가지IX 과의 식물 벨라돈나bel-ladonna, 그 즙을 눈에 떨어뜨리면 동공을 산대시켜 눈동자가 커 보이기에, 예로부터 여성들이 눈 화장용으로 즐겨 사용해왔다. 하지만 눈에 떨어뜨리는 정도는 미인을 만드는 효과가 있지만 먹으면 죽기 때문에 '독약'이기도 했다. 예나 지금이나 아름다움 때문에 목숨 거는 사람은 있게 마련인가 보다.

그래서 생물 분류체계를 확립한 스웨덴의 생물학자 겸 의사 린네Carl von Linne(1707~1778)는 벨라도나 군群의 학명을 *Atropa belladonna*라고 지었다. 예뻐지려다 목숨이 끊길 수도 있다는 강력한 경고를 이름에 숨겨둔 셈이다.

✚ belladonna 벨라도나. bella (이) 아름다운 + donna (이) 여인   ☞ madonna (이) 나의 여인
✚ the Madonna 성모 마리아

1831년에 이 식물에서 독성 알칼로이드를 추출해내자, 이름을 벨라도닌belladonnin이라 하지 않고 아트로핀atropine이라고 정했다. 죽음의 여신 아트로파의 이름을 넣은 것은 강한 독성을 강조한 것이다. 항콜린성anticholinergic 효과가 있는 아트로핀은 떨림증tremor이나 내장근육의 연축spasm에 사용되었고, 전쟁터에서는 화학무기의 제독제antidote로, 응급실이나 중환자실에서는 강심제cardiotonic로 오늘날에도 널리 쓰이는 약물이다. 메디컬 드라마에서 보듯 심장 마비 환자를 발견하면 제일 먼저 주사하는 약물 아트로핀, 그 약의 이름에는 모순되게도 '명줄을 끊어버린다'는 뜻이 숨어 있다.

로마에서는 아트로포스에 해당하는 여신으로 모르타Morta가 있다.

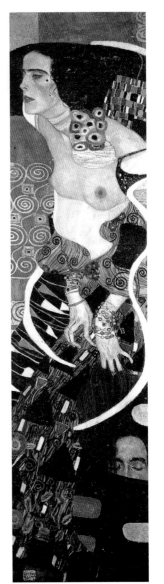

ㅣ 적장을 유혹해 죽음으로 이끈다는 의미로 보면 성서에 등장하는 유디트는 팜 파탈이다.
클림트Gustv Klimt, 〈유디트Judith II〉(1909), 베니스 현대 미술관.

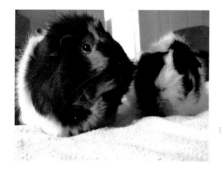

ㅣ 실험동물인 모르모트는 mort와 무관하다. 기니
피그 Guinea-pig를 부르는 이름 마모트 marmotte를
그렇게 부른 것이다.

+ **mort(a)- 죽음死** ← **Morta 모르타**

+ **mort**ality 죽어야 할 운명, 죽음, 사망률

+ **mort**uary 영안실

+ post-**mort**em 사후死後

+ **mort**ality table 보험에서 사용하는 사망표

+ **mort**al sin 지옥에 떨어질 큰 죄

+ **mort**al combat 죽음의 전투? 영화이름

+ **mort**al board 대학의 사각 모자

+ **mort**gage 저당(잡히기), 모기지(론), 성질 죽이고 참아야 하는 기간이 길다.

+ **mort**iferous = **fatal**

+ **mort**ification 괴저壞疽, gangrene

+ **mort**ify 성질을 죽이고 참다

+ **mort**ician 장의사葬儀社

+ rigor **mort**is 사후 경직

+ im**mort**al 죽지 않는

신화 속 의학 이야기

오리온과 오줌

휘리에우스^{Hyrieus}라는 노인이 있었다. 그는 재혼하지 말라는 유언을 남기고 죽은 아내와의 약속을 지키기 위해 자식도 없이 평생 홀로 살고 있었다. 그를 기특하게 여긴 제우스, 포세이돈, 헤르메스는 나그네로 변장을 해서 외로운 노인을 찾아갔다. 노인은 가난했지만 나그네를 잘 대접해야 한다는 그리스의 관습에 따라 소 한 마리를 잡아 잘 대접해주었다. 신들은 그 보답으로 자식을 하나 만들어주기로 했다. 먼저 소가죽을 가져오라고 한 뒤 거기에 합동으로 '오줌'을 눈 다음 소가죽을 땅 속에 파묻어두라고 하고 떠났다.

아홉 달이 지나자 그 자리에서 청년이 태어났다. 휘에리우스는 청년의 이름을 '오줌'이란 뜻으로 우리온^{(O)urion}이라 했다. 하지만 언젠가부터 오리온^{Orion}으로 불렸다. 그런데 오리온의 이야기는 좀 이상하다. 오리온에 대한 이야기는 서로 다른 버전이 너무 많기 때문이다. 포세이돈의 아들이라는 이야기, 거인이라는 이야기, 사냥꾼이라는 이야기, 아르테미스와의 사랑 이야기와 그녀의 화살에 맞아 죽는다는 이야기, 장님이 되었다는 이야기, 전갈에 물려 죽었다는 이야기 등이 마구 뒤섞여 있어 어느 이야기가 진짜인지도 모를 정도다. 하지만 신화에서 굳이 꼭 진실을 찾을 필요도 없다.

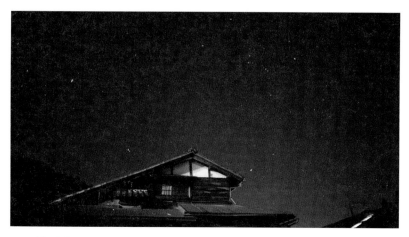
| 오리온, 어디에 있을까? ⓒ신경진

　하여간 오리온은 억울하게 죽었고, 하늘에 올라가 별자리가 되었다. 겨울 밤하늘 동남쪽에서 밝게 빛나는 별 하나, 둘, 셋이 오리온의 허리띠나 단검이라는 정도는 초등학생들도 다 아는 사실이다.

　필자가 중학교에 입학했던 1979년, 학교 화장실에서 낯선 풍경을 만났다. 익숙한 소변기 대신에 모 제약회사의 심벌과 이름이 찍혀 있는, PVC로 만든 '소변수거 용기'가 있었기 때문이다. 당시에는 그 정체를 알 수 없었다가 10여 년이 지나 신경과 의사가 된 어느 날 응급실에서, 급성 뇌경색 환자에게 쓰기 위해 1단위[IU]에 1원이나 하는 아주 비싼 혈전용해제 300만 단위의 이름을 처방전에 적는 순간, 돌연 10년간 몰랐던 소변 용기의 용도가 갑자기 생각났다. 유레카! 우로키나제[urokunase]!

　이후로 '소변 수거용기'는 학교나 고속도로 휴게소 등지에서 간간히 보이더니 언젠가부터 사라졌다. 가정에, 학교에, 공공시설에 모두 수세식 변

신화 속 의학 이야기

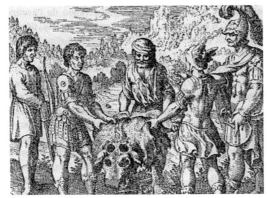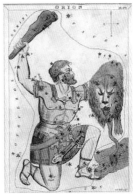

I 활을 맨 아폴론, 카두세우스를 가져온 헤르메스, 갑옷과 투구를 입은 아레스가 소가죽에 오줌을 누어
오리온이 태어났다고 묘사한 17세기 판화.
II 오리온 별자리.

기가 보급된 후로는 '분리수거'가 불가능해진 까닭이다.

이 회사의 홈페이지를 포함하여 여러 자료를 찾아보니 제약사는 원료
공급이 용이한 중국에서 반제품을 수입해 약을 만들었다가, 2000년 9월에
는 남북합작으로 건설한 평양공장에서 이 약품을 생산하기 시작했다. 북한
이 생산지로 결정된 것은, 북한에서 각종 비뇨기 질환이 거의 없는 청정한
(!) 원료를 얻을 수 있고, 또한 집단생활을 하기 때문에 대량의 소변을 수집
하기 쉬워서란다. 당시 생산량은 매일 5만 리터, 연간 1,500만 리터의 오줌
으로 10만 I.U.짜리 30만 병을 생산해 연간 270만 달러의 매출실적을 올리
고 있다 한다. *

소변이 혈장 내의 피브린 ―피딱지 성분― 을 녹인다는 사실은 1885년

* 《이코노미스트》, 《내일신문》, 《녹색평론》 홈페이지에서.

에 살리Herman Sahli가 최초로 기술했지만, 민간에서 역시 전해오던 이야기였다. 1952년에 소벨Michael Sobel과 게스트MM Guest 등이 사람 오줌 속에서 핏덩이를 녹일 수 있는 '플라스미노겐 활성화물질plasminogen activator'을 분리하여 '우로키나제urokinase(UK)'라 이름 붙였다. 이는 이미 발견되어 있던 용혈성 연쇄상구균으로 추출한 플라스미노겐 활성화물질인 '스트렙토키나제streptokinase(SK)'에 대응하는 이름이라 할 수 있겠다.

오랜 기간 동안 우로키나제는 사람의 소변을 모아 정제하여 결정형으로 만들어 사용했다. 하지만 최근에는 소변이 없더라도 신장의 실질세포parenchymal cell를 배양하여 얻기도 한단다.

플라스미노겐 활성화물질plasminogen activator
. . . .

tPA; 조직tissue 플라스미노겐 활성화물질
UK; 소변 플라스미노겐 활성화물질
SK; 연쇄상구균 플라스미노겐 활성화물질

오리온과 광치료

신화에는 장님이 된 오리온이 눈을 뜨기 위해 빛을 쬐는 치료법을 받는다는 이야기가 나온다. 왜 하필이면 빛을 치료법으로 생각했을까?

햇빛의 치료효과는 이슬람 문화권에서도 익히 알려져 있었다. 이슬람 문명은 세밀화細密畵라고 부르는 아주 정교한 그림으로도 유명하다. 이 정교한 그림을 그리는 화가들은 일찍 시력이 나빠지는 경우가 많아, 유명한 세밀화가들은 말년에 거의 장님이 된다고 했다. 그래서 세밀화가들은 아침이나 저녁 시간, 해 지기 전과 후의 어스름한 여명 빛을 눈에 쬐는 관습이 있었다. 하루 종일 촛불 아래에서 세밀화를 그리며 생긴 눈의 피로를 풀기 위해, 그리고 인생 말년에 닥칠 시력상실을 예방하기 위해서라고 한다.

과학적인 근거는 없었지만 결핵에 걸린 환자들도 햇볕이 치료에 도움이 된다는 사실을 경험적으로 알았다. 결핵에 걸린 환자들은 햇볕이 강한 고지대를 찾아가 휴양하면서 받는 일광욕을 아주 중요한 치료법으로 생각했다. 결핵약이 없었던 시절에 이들이 받은 치료는 단지 잘 먹고, 잘 쉬고, 햇볕을 많이 받는 것뿐이었다.

✚ Heliotherapy 일광日光 요법

현대적인 의미로 햇빛을 질병의 치료에 이용한 것은 1893년의 일이었다. 햇볕이 귀한 북유럽 덴마크의 내과의사 핀센^{Niels R. Finsen(1860~1904)}은 피부에 생긴 결핵인 보통 루푸스^{lupus vulgaris}에 인공 자외선 광원을 만들어 쬐여주었다. 효과가 좋아 10년 후에 '자외선의 살균 및 심상성 낭창에 대한 치료효과 발견'의 공로로 노벨 생리의학상을 받았다. 이후로 햇빛 중에서도 B 자외선^{UVB}이 건선^{psoriasis}(마른비늘증)의 치료에 효과적이라는 사실이 알려져 오늘날까지 사용되고 있다. 아울러 A자외선^{UBA}과 소랄렌^{psoralen(e)}을 병용하는 요법이 1974년 하버드의 패리시^{John Parrish}에 의해 발견되어 이를 푸바^{PUVA} 요법이라고 부른다. 1982년이 되어서야 광화학요법들이 FDA 승인을 받았고, 안과에서도 적외선^{IR: infrared} 램프를 이용하며, 물리치료에도 적외선을 이용하고 있다.

아울러 햇볕을 쬐면 몸속에서 비타민 D가 합성되고 이것은 뼈의 형성을 촉진하기 때문에 구루병^{佝僂病, rickets}을 예방하기 위해 일광욕을 즐기는 일은 건강에도 무척 유익하다. 햇빛이 귀한 북유럽 사람들이 너나할 것 없이 옷을 벗고 공원에 누워 있는 것은 낭만적인 모습이라기보다 몸을 데우기 위해 양지바른 곳에 엎드려 있는 도마뱀의 일광욕과 다르지 않다. 최근에는 불면증 환자에게 일광욕을 권하는데 그 이유는 햇빛이 송과체^{pineal gland}에 작용하여 수면에 도움을 주는 멜라토닌^{melatonin}을 만들어낸다는 것을 알았기 때문이다.

아울러 빛이 신생아의 황달에 치료 효과가 있다는 사실이 1950년대 영

실제로 결핵균은 햇볕에 아주 약하기에 보관 중인 BCG 접종은 햇볕을 피해야 한다. 접종을 받은 자리도 햇볕에 노출시켜서는 안 된다.

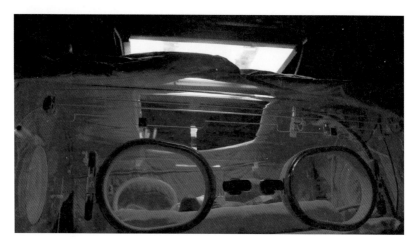

| 황달 치료 중인 신생아. ⓒ박지욱

국에서 우연히 발견되었다. 지금도 신생아실에서 신생(환)아들이 누워 있는 인큐베이터에는 밝은 조명을 켜두는 경우가 많은데, 특이하게도 아이들은 죄다 눈을 가리고 있다. 물론 아이들의 독서를 위한 조명이 아니라 황달 치료를 위한 것이다.

오리온이 햇빛을 찾아 동쪽으로 간 이후로 햇빛은 인류의 보편적인 삶에 많은 이득을 주고 있다. 하지만 인간의 지나친 욕심은 새로운 환경문제를 만들어내 햇볕조차 안심하고 쬘 수 없게 만들었다.

냉장고의 냉매로 사용했던 염화불화탄소^{CFC}(프레온)가 상층 대기권에서 자외선으로부터 지구의 생명체를 지켜주는 오존^{ozone}층을 파괴하기 때문에 걸러지지 않는 강한 자외선이 피부를 공격하고 있다. 바야흐로 지구상의 모든 생명과 에너지의 근원이 된 햇빛이 무절제하고 탐욕스런 인간에게 따가운(!) 경고를 보내고 있다.

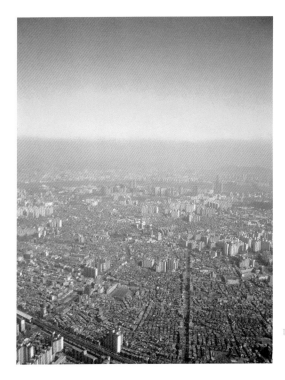

오염물질로 뒤덮인 서울 상공.
인간의 편리함이 생명의 적이
되어 돌아오고 있다. ⓒ박지욱

✚ **ozon 오존** ← *oze* (그) **악취**

✚ **oz**ostomia 구취증

✚ **oz**ena 냄새코염. 코에서 좋지 않은 냄새가 나는 병

(참) *osme* (그) **냄새**

    an**osm**ia 후각상실증

    osmhidrosis 땀악취증

(참) **osmos**is 삼투 ← *osmos* (그) **밀어 넣기**

    osmotic pressure 삼투압

짐, 조짐, 오라, 후광

이렇게 좋은 햇빛이지만 해에서 나오는 강력한 빛은 사람의 눈을 상하게 하므로 사람은 해를 바로 쳐다볼 수 없다. 이처럼 '똑바로 쳐다볼 수 없을 정도로 눈부신' 존재들은 그림 속에 후광後光을 지닌 존재로 표현된다. 그럼 언제부터 후광을 사용했을까?

✛ ray ← Ra 이집트의 태양 신

가장 오래된 이집트 태양의 신 라Ra는 독수리 머리 뒤에 태양을 이고 있는 모습日光으로 등장하는데 아무래도 후광의 원조일 것 같다.

이집트의 영향을 받은 그리스에서는 태양의 신 헬리오스나 아폴론만이 '눈이 부셔 똑바로 쳐다볼 수 없는 존재'로 표현되었다. 신들의 제왕 제우스도 후광을 지닐 수는 없었다. 하지만 로마에서는 황제들의 초상화에 후광이 등장하기 시작했다. 자신을 똑바로 쳐다보지 말라는 뜻이렷다? 나중에 기독교 미술에서는 왕王이신 예수, 더 나아가서는 성인(후광, 둥근 고리)에게도 후광이 부여되었다. 지금은 후광은 신성한 존재의 상징처럼 이해된다,

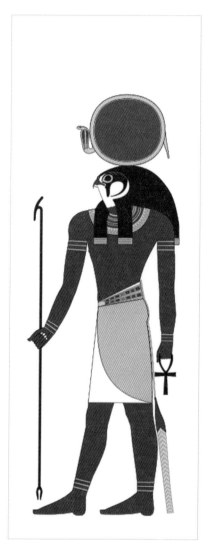
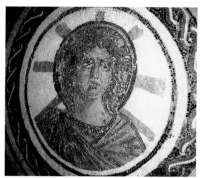
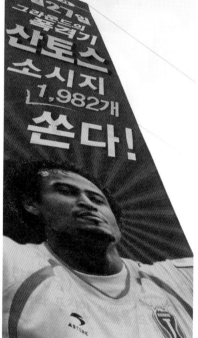

Ⅰ 일광日光, solar disc을 지닌 이집트 태양의 신 라.
Ⅱ 태양의 신 아폴론.
Ⅲ 후광이 등장하는 프로축구팀의 광고판. ⓒ박지욱

신화 속 의학 이야기

그리스 문화의 영향을 받은 불교 미술 -간다라 미술- 에서 부처, 더 나아가 보살들도 둥근 후광圓光이나 불꽃을 닮은 후광後光을 지닌 신성한 존재로 표현되었다. 마찬가지로 이슬람의 성인들도 원이나 불꽃 모양의 후광으로 표현되었다. 모양은 달라도 성인들의 영적인 품성을, 감히 직접 쳐다보기 어려운 광채로 표현한 것이다. 이런 후광을 영어로는 halo나 nimbus라고 했다.

성인들께서 들으시면 섭섭하겠지만 이 시대의 후광은 전적으로 연예인들이나 스포츠 스타들의 몫이다. 사람들은 잘생긴 연예인들에게서 '광채가 빛난다'거나 '오라aura(아우라)를 느낀다'고 말하니까.

✛ aura 조짐, 전조, 특별한 분위기 ← Aura 오라; 산들바람의 여신

비록 눈에 뵈진 않지만 바람이 산들 불면 오라 여신이 온 것을 알아차릴 수 있는 까닭에 오라를 느낀다는 것은 어떤 사람이나 장소에 느껴지는 '특별한 분위기'를 뜻하는 말로 현대 영어에도 남았다.

의학에서는 전조, 조짐, 낌새란 의미로도 오라를 쓴다. 뇌전증epilepsy이나 편두통migraine 환자들이 경련이나 편두통이 오기 전에 뭔가 이상한 징조를 느끼는데 그것을 오라aura, 前兆라고 한다.

이 오라를 이용해 전국시대를 통일한 진 시황은 자신을 부를 때 짐朕이라고 했다. 사물이 아직 제 모습을 드러내기 전의 상태를 조짐兆朕이라 부르

✛ Aurora 오라와 비슷해 보이는 오로라는 로마 신화에 나오는 새벽의 여신. 그리스 신화에서는 에오스Eos에 해당한다.

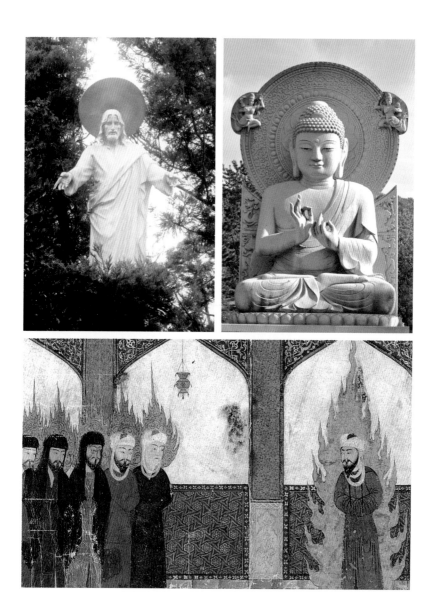

| 기독교, 불교, 이슬람교의 묘사에 나타난 성인의 후광. ©박지욱

는데, 볼 수 없어도 목소리를 듣고 알아차려야 한다고 짐이라 불렀단다. 진시황은 명실상부하게 오라가 강했던 인물이다.

짐. 조짐. 오라. 후광. 눈부셔서 쳐다볼 수 없는 고귀하신 분으로 알아서 모셔야 하는 존재, 동서양을 넘나들며 이렇게 이 개념들이 한 줄에 다 꿰인다. 특히 고귀하다 못해 쳐다보는 것만으로도 그 자리에서 돌로 굳어버릴 정도로 가공할 포스를 가진 여신이 있는데, 누굴까?

누구든지 아프로디테 여신을 한번 보면 마음을 사로잡힐 수밖에 없던 이유는 바로 사랑의 마법을 부리는 허리띠다. 이 허리띠는 그것을 착용한 이의 매력에 상대방을 굴복시키는 마술적인 힘이 있었다. 허리띠가 얼마나 영험했던지 헤라가 제우스에게 애교를 부리기 위해 빌려 썼을 정도였단다.

그 허리띠를 본 사람은 없지만 지금은 해질녘에 수평선에서 볼 수 있다. 과연 아프로디테의 허리띠라는 이름에 걸맞는다. 누구든 그 장면에 눈을 뗄 수 없을 테니까.

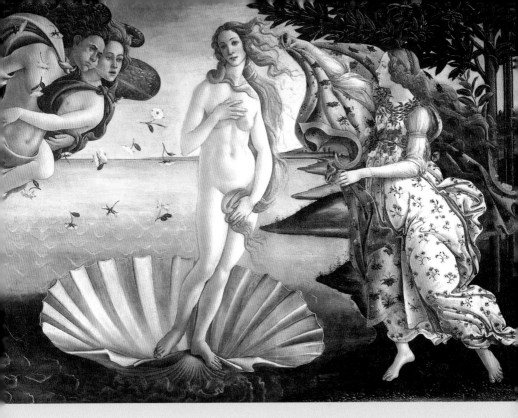

Medical   Odyssey   in   Greek   Myth

아프로디테의
허리띠

6

⚥

아테나, 처녀 신

제우스와 메티스의 이야기로 되돌아가 보자. 제우스에게 에메틴을 만들어준 '지혜'를 상징하는 여신 메티스는 제우스의 아이를 수태했다. 그런데 이치의 여신 테미스^{Themis}가 '제우스의 아들은 장차 아비를 능가할 것'이라는 예언을 하자, 제우스는 아이를 낳을 생각이 싹 사라져버렸다. 신들은 죽지 않으므로 제우스는 아비 크로노스가 자식들을 삼킨 것처럼 자신도 파리로 변신해 달아나는 메티스를 냅다 삼켜버렸다. 자식보다 권력이 소중한 제우스라면 어렵지 않은 일이었다. 하지만 한편으로는 제우스가 메티스의 지혜를 얻기 위해서 그랬다는 해석도 있다.

메티스를 삼킨 제우스는 심한 두통을 앓게 되었다. 상징적으로 해석하면 지혜를 얻는 순간부터 고민이 많아져 골치 아픈 일이 자주 생긴다는 말일까? 그건 아니고 메티스의 자궁 속에 있던 태아가 제우스의 머릿속으로 옮겨 터를 잡아 나날이 무럭무럭 자라났기 때문이다. 머리가 너무 아픈 제우스는 헤라가 처녀생식^{parthenogenesis}으로 얻은 아들이자 대장장이의 신 헤파이스토스^{Hephaistos}에게 도끼로 머리를 쪼개달라고 부탁했다. 신은 불사불멸의 존재라 절대 죽지 않기 때문에 헤파이스토스는 망설이지 않고 도끼로 제우스의 머리를 내리쳤다. 쩌억 하고 머리가 열린 순간 온전히 자라나 갑옷으로 무장한 여신 아테나^{Athena}가 태어났다. 다행히 아들이 아니었고 두통도 말끔히 나아졌다.

제우스의 허벅지에서 태어난 디오뉘소스^{Dionysos}가 제우스의 방종을 물려받았다면, 제우스의 머리에서 자라난 아테나는 지혜를 타고났다. 하지만 아테나는 어미의 자궁을 빌리지 않고 태어났기 때문에 애당초 따뜻한 모성이나 감성과는 거리가 먼, 차가운 지혜로 세상을 보는 여신으로 운명 지워졌다.

아테나는 영웅들(죄다 남성)의 수호신이 되어주었고, 도시국가 아테네를 보호하며, 정의로운 전쟁(그런 전쟁이 있다면?)의 이상을 구현하고, 공예의 신으로 그 역할을 다했다. 그리스의 수도 아테네^{Athens}는 아테나 여신의 이름을 따서 불렀다. 아테나는 로마에서는 미네르바^{Minerva}와 같은 역할이다. 대부분의 신이 그리스식보다는 로마식 이름을 사용하는데, 예외가 있다면 바로 아테나 여신이다.

신화에서는 그녀를 사랑한 이도, 그녀가 사랑한 이도 거의 없었다.※ 성질 나쁘기로 유명한 달의 여신 아르테미스조차 오리온과 사랑에 빠져 이성을 잃는 장면이 있는데 말이다. 단 한 장면, 아름다움을 겨루기 위해 '파리스의 심판'에 무모하게 나선 것을 보면 나르시스만큼 강한 자기애의 소유자라 생각된다. 그리스의 직녀織女라 불릴 만한 아라크네^{Arachne}와 벌인 옷감 짜기 시합에서 아버지인 제우스를 모욕한 아라크네에게 지혜의 여신의 명성에 걸맞지 않게 잔인한 복수를 한 것을 보면, 아테네/미네르바가 보호하는 것이 강력한 가부장적 권력이 아닌가 싶다.

※ 단 한 번, 아프로디테의 남편인 헤파이스토스만이 아테나 여신에게 수작을 건 일이 있었다.

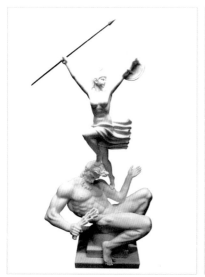

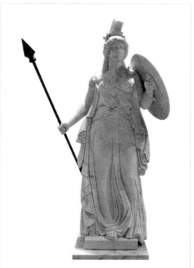

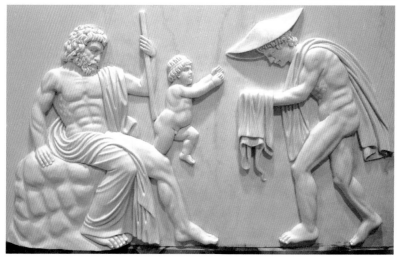

Ⅰ 제우스의 머리에서 아테나가 태어났다.
Ⅱ 아테나 여신. 지혜의 여신이지만 갑옷과 창으로 중무장하고 있다.
Ⅲ 제우스의 허벅지에서는 디오뉘소스가 태어났다.

신화 속 의학 이야기

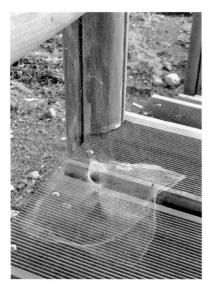

| 거미줄. 지주막은 거미줄로 된 막이다. ⓒ박지욱

➕ **arachne** 거미 ← **Arachne** 아라크네

➕ **arachno-** 지주蜘蛛 = 거미줄의

➕ **arachn**oid membrane 거미막, 지주막

➕ sub**arachn**oid membrane hemorrhage^SAH 거미막밑 출혈, 지주막하 출혈

하여간 따스한 미덕은 찾기 어려운 쌀쌀맞은 지혜의 여신은 평생을 처녀로 지냈기에 '처녀 아테나^Athena Parthenos'라고 부른다.

➕ *parthenos* (그) 처녀

온대 지방의 일부 혹파리나 진딧물은 수컷이 귀해 수정도 하지 않고 난세포에서 새로운 개체가 발생하는 현상을 보이는데, 이를 처녀생식^partheno-

genesis이라 부른다. 헤라 여신도 제우스의 도움 없이 헤파이스토스를 처녀생
식으로 낳았다. 하지만 아테나는 자손을 낳지 않았다.

✚ parthenogenesis 처녀생식 ← *parthenos* (그) 처녀 + *gennus* (그) 발생

아테네의 아크로폴리스에는 기둥만 남아 있는 멋진 신전이 있는데 그
이름이 바로 파르테논^{Parthenon} 신전이다. 처녀 신의 신전이란 뜻인데, 누구
를 기리는 신전일까?

이 여신의 상징물은 한밤에도 눈을 뜨고 세상을 보는 올빼미, 그리고 제
우스로부터 받은 방패에 페르세우스가 가져다준 메두사의 머리를 방패에
붙인 천하무적의 방패 아이기스^{Aigis}, 즉 영어로 이지스^{Aegis}다.

해군에서는 동시에 여러 가지 목표물을 공격할 수 있는 첨단 구축함을
이지스 함이라 부르고 있다. 만약 한꺼번에 여러 종류의 감염병을 예방할 수
있는 슈퍼 백신이 개발된다면 이지스라는 이름이 어떨까?

✚ Aegis 이지스 ← Aigis 아이기스

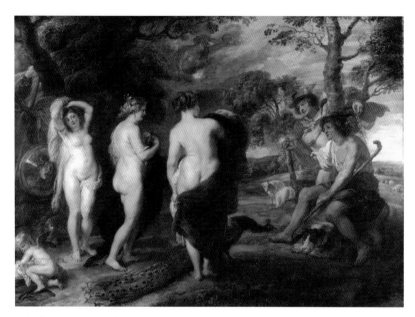

ㅣ 루벤스Peter Paul Rubens, 〈파리스의 심판The Judgement of Paris〉(1636년경), 런던 내셔널 갤러리. 가장 아름다운 여신이 받게 될 황금 사과를 얻기 위해 세 여신이 경연대회에 나선 장면이다.

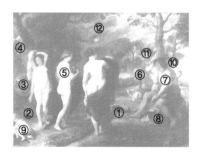

공작새(①)는 헤라의 상징이다. 지혜의 여신 아테나도 갑옷을 벗어 나무 밑에 두었다(②). 방패 이지스에 붙은 메두사의 머리가 아테나를 말리고 싶다는 표정이다(③). 올빼미도 나뭇가지에 앉아 있다(④). 그렇게 본다면 가운데 여신이 아프로디테다(⑤). 그녀의 눈길과 사과(⑥)를 건네주는 듯한 파리스(⑦)의 눈길이 교차하는 것으로 보아 아프로디테의 승리를 암시하는 것 같다. 복종을 상징하는 개가 파리스의 발밑에 엎드려 있다(⑧). 한편 에로스는 아프로디테의 옷을 챙기고 있다(⑨). 날개 달린 모자를 쓰고 뱀이 감긴 지팡이(⑩)를 왼손에 든 이는 헤르메스다(⑪). 제우스의 심부름으로 파리스에게 세 여신을 데리고 왔다. 멀리서 이 광경을 제우스가 지켜보고 있다(⑫).

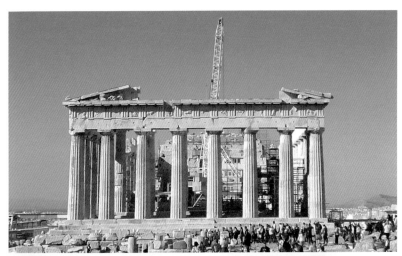

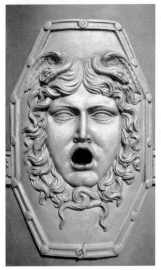

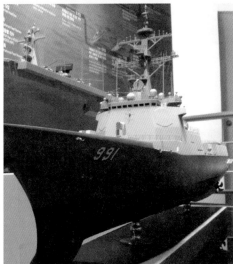

Ⅰ 파르테논 신전. 그리스, 아테네. ⓒ천상명
Ⅱ 메두사의 머리가 붙은 방패, 즉 이지스는 무적을 상징한다.
 스페인 바르셀로나, 몬주익 요새의 초소 문양. ⓒ박지욱
Ⅲ 우리 해군의 이지스 함인 세종대왕함의 모형. 부산 국립해양박물관. ⓒ박지욱

신화 속 의학 이야기

♂♀

아프로디테,
nice to 美醜!

이번에는 아프로디테 여신 이야기를 한번 해볼까?

그리스 신화에서 가장 매력적인 여신 아프로디테^{Aphrodite}는 로마에서는 베누스^{Venus}라 불렸고 영어로는 비너스^{Venus}라고 부른다. 동시에 태양계 두 번째 행성의 이름이기도 한데 이 별을 우리나라에서는 샛별, 개밥바라기별, 계명성이라 부른다.

고대 그리스인들은 저녁별과 새벽별을 다르다고 생각하여 각각 헤스페로스^{Hesperus}와 포스포로스^{Phosphorus}로 불렀다. 나중에 같은 별인 것을 알자 아프로디테라고 불렀다.

1669년, 독일 상인이자 아마추어 연금술사인 브란트^{Henning Brand(t)}는 오줌을 이용해 금을 만들려다가 빛을 내는 고체를 발견했다. 이것의 이름은 그리스어 빛^{phos}과 운반자^{phoros}를 합성하여 phosphorus라 불렸는데 우리말로는 인燐이다.

그리스어의 접두어 photo- 역시 빛을 뜻한다.

아프로디테의 출생은 특이하다. 제우스의 아버지인 크로노스는 자신의 아버지인 우라노스를 쫓아낼 때 거대한 낫인 스키테^{scythe}로 생식기를 잘라버린다. 이때 잘려난 생식기는 바다에 떨어져 '첨벙' 하면서 물거품을 만

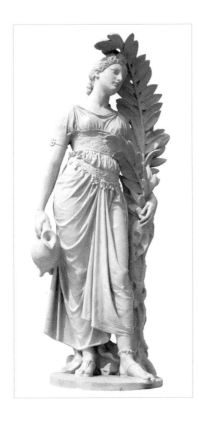

+ phose 빛 느낌
+ phosphene 섬광시, 빛이 보임. ← *phos* (그) 빛 + *phainein* (그) 보여주다
  (참) phenomenon 현상 ← *phainomenon* (그) 보이는 것
+ phospherescence 인광, 형광, 발광
+ Phosphorus 샛별. 빛을 불러오는 별이란 뜻으로 샛별이 뜨면 이제 곧 날이 밝아진다.
+ phosphorus 인燐($_{15}$P). 빛이 난다.

+ Aphrodite porne 음란한 아프로디테
+ pornographic 음란물

| 아프로디테.

들었는데, 이 거품^{aphros}에서 아프로디테가 탄생하여 키프로스 섬으로 떠밀려 왔다고 한다. 이 이야기는 아프로디테의 원형이 동방의 대륙에 있다는 것을 암시한다.

아프로디테는 많은 수행원을 거느리고 있는데 이것은 모두 아름다움과 동반된 개념들이다. '청춘'의 여신 헤베^{Hebe}, '조화'의 여신 아르모니아^{Harmonia}, '계절'의 여신 호라이^{Horai}, '우아함'의 여신 카리테스^{Charites}, '순종'의 여신 페이토^{Peitho}, '정욕'의 신 히메로스^{Himeros}, '욕망'의 신 포토스^{Pothos}이다.

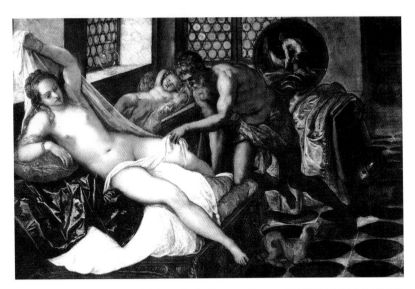

| 〈아프로디테, 아레스 그리고 헤파이스토스〉 틴토레토Jacopo Tintoretto, 1551년경. 헤파이스토스가 아레스의 흔적을 찾고 있다. 아레스, 꼭꼭 숨어라, 머리 전체가 다 보인다!

올림포스 신들 중에서 정식으로 부부지간이라 할 신은 제우스와 헤라, 그리고 아프로디테와 헤파이스토스Hephaistos 정도다. 헤라는 아프로디테가 이미 '전쟁의 신' 아레스Ares와 깊은 사이였는데도 헤파이스토스를 아프로디테와 정략결혼을 시켰다. 하지만 결혼 후에도 아레스와 아프로디테의 위험한 만남은 계속되었다. 아내의 외도를 짐작한 남편은 그들을 시원하게 골려줄 계획을 세운다. 만능 기술자인 헤파이스토스는 침대 위에 보이지 않는 그물을 쳐놓고 외출을 했다. 그 사이 아레스가 집으로 찾아왔고, 그물에 덜컥 걸려 많은 신들의 비웃음거리가 되었다.

하여간 그 후로도 아프로디테의 넘치는 열정은 식을 줄 몰라 많은 남신男神들과 사랑했고 그 결실도 맺었다. 아레스와는 아르모니아Harmonia, 에

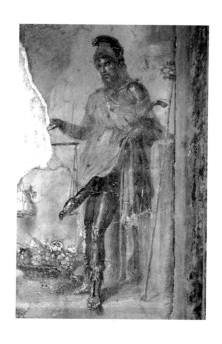

✚ Priapos 프리아포스; 술의 신 디오뉘소스와 미의 여신 아프로디테 사이에서 태어난 아들

✚ priapism 지속발기증 ← Priapos 성적 욕망 없이 음경이 비정상적으로 발기한 채로 지속되는 상태. 통증이 동반되므로 무척 고통스럽다. 신체구조가 특이한(?) 프리아포스Priapos에서 그 이름을 따왔다.

| 아프로디테의 아들 프리아포스Priapos. 폼페이의 유적지에서 발견된 프레스코 벽화 Fresco of Priapus, Casa Dei Vettii, Pompeii. 몸에서 전체적인 비례가 맞지 않는 부분을 눈여겨보라. 프리아피즘priapism이란 병명이 만들어진 이유를 알 것 같다.

로스Eros(기원에 대해서는 이견이 많다), 포보스Phobos, 데이모스Deimos를 낳았다. 헤르메스와는 헤르마프로디테Hermaphrodite를, 디오뉘소스에게서는 프리아포스Priapos를, 포세이돈에게서는 에릭스Eryx와 로도스Rhodos를, 안키세스Anchises에게서는 아이네이아스Aeneas를 낳았고, 인간인 아도니스Adonis와는 미완성의 사랑을 했다.

이렇게 자식 복이 많았던 여신도 별로 없을 것이다. 결국 아프로디테는 사랑과 생산의 여신인 것이다. 이런 점에서 보면 2012년 합계 출산율 1.3명※으로 저출산국가가 된 우리나라에 당장 초빙해 와야 할 여신이다.

※ 우리나라의 합계출산율은 2010년에 1.15를 최저점으로 조금씩 반등하고 있다. 통계청, 「2012년 출산통계」

아프로디테와 동시에 금성을 상징하는 천문학적 기호는 ♀이다. 이것은 아프로디테의 거울 이미지다. 지금은 여성을 의미하는 기호로 더 자주 사용한다. 그렇다면 이것에 반대되는 기호는 무엇인가? 바로 ♂이다. 이것은 화성과 아레스를 상징하는 기호로 아레스가 지닌 창과 방패의 이미지다.

내친 김에 다른 행성들의 기호도 알아보면 헤르메스의 지팡이 ☿(수성), 제우스의 날개 편 독수리 ♃(목성), 크로노스의 스키테 ♄(토성), 포세이돈의 삼지창 ♆(해왕성), 지구 ♁, 우라누스 ♅(천왕성), 그리고 지금은 왜행성으로 강등된 플루토 ♇(명왕성)로, 천문학에서 각 행성의 기호로 사용하고 있다.

아프로디테에서 태어난 단어들

+ **aphrodi**siakos 성적性的
+ **aphrodi**sia 성적 흥분
+ **aphrod**osiac 최음제催淫劑

베누스에서 태어난 단어들

+ **ven**ery 성욕性慾
+ **ven**ereal 성매개, 성병의
+ **ven**ereal disease 성병性病
+ **VDRL** 매독 검사 Venereal Disease Research Laborat-ory slide test
+ **ven**ereology 성병에 대한 학문
+ **ven**erate 경외하다
+ **ven**om 독액, 사랑의 묘약, 매력 ← *venenum* (라) 독毒

⚢

아프로디테의
허리띠

아프로디테는 도대체 얼마나 아름다웠을까? 우선 그녀가 바다의 거품에서 태어나 올림포스에 왔을 때 많은 신들이 아프로디테의 남자가 되겠다고 한바탕 소동이 났다. 제일 먼저 포세이돈이 나섰다. 아프로디테가 바다에서 태어났으니 당연히 자기가 우선 지명권이 있다고 하면서. 아레스는 만약 자기에게 아내로 주지 않으면 전쟁을 불사하겠다고 으름장을 놓았다. 헤르메스는 훔쳐서라도 자기 아내로 삼겠다고 날뛰고…. 제우스도 헤라의 눈치를 보는 중이지만 아프로디테에게 끌리는 건 어쩔 수 없었다. 결국 아프로디테는 헤라의 아들 헤파이스토스의 아내가 되는 것으로 이 소동을 잠재웠다. 하지만 내연 남신들과의 관계도 끝난 것은 아니었다.

아프로디테는 물론 파리스^{Paris}의 선택을 받을 정도로 아름다웠다. 하지만 파리스의 선택은 아름다움에 대한 평가라기보다는 일종의 뇌물을 두고 선택한 불공정한 판정이었다. 헤라는 부와 권력을, 아테나는 전쟁 영웅을 약속했지만 가장 아름다운 여인을 아내로 맞도록 해주겠다는 아프로디테의 약속을 대가로 미의 여신 타이틀을 팔아넘긴 것이다. 하지만 이 글을 읽는 독자 여러분 같으면 누구에게 황금 사과를 넘겨주겠는가?

물론 아프로디테가 그런 무리한 약속을 하지 않았어도 당연히 미의 여

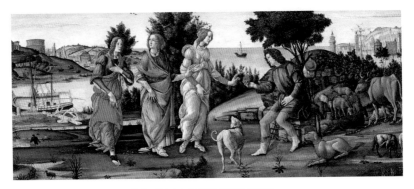

| 〈파리스의 선택〉. 보기 드물게 세 여신이 모두 옷을 제대로 입었다.
보티첼리|Sandro Botticelli(1485~1888. Galleria Cini).

신 선발대회에서 우승을 차지했을 텐데, 그렇게도 자신이 없었나?

하여간 아프로디테는 매우 아름다웠다. 하지만 그보다 누구든지 여신을 한번 보면 마음을 사로잡힐 수밖에 없던 이유가 하나 더 있다. 바로 사랑의 마법을 부리는 허리띠. 이 허리띠는 그것을 착용하고 있는 이의 매력에 상대방을 굴복시키는 마술적인 힘이 있었다. 허리띠가 얼마나 영험했던지 헤라가 제우스에게 애교를 부리기 위해 빌려 썼을 정도였단다. 물론 제우스가 그렇게 바람을 피운 것을 보면 헤라가 늘 빌려 쓸 수는 없었던 게다.

그 허리띠를 본 사람은 없지만 지금은 해질녘에 수평선에서 볼 수 있다. 과연 아프로디테의 허리띠라는 이름에 걸맞는다. 누구든 그 장면에 눈을 뗄 수 없을 테니까.

✚ **kestos himas** 케스토 히마스. 아프로디테의 허리띠Aphrodite's Magic Girdle.
✚ **Belt of Venus, Venus's Girdle** 비너스의 벨트(허리띠). 일출 직전이나 일몰 직후 지평선 가까이에 나타나는 아름다운 노을 현상을 부르던 이름.

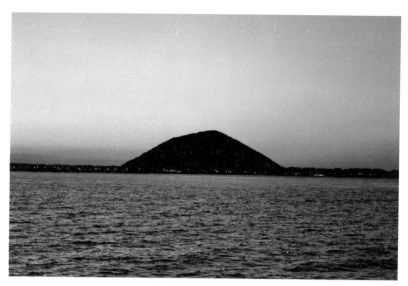

I 비너스의 허리띠. 수평선 위로 분홍색의 엷은 띠가 보인다. 제주 성산포. ⓒ박지욱

시인도 한 수 거든다.

해 넘어간 서녘 하늘에 걸린 아름다운 붉은 띠 하나,
밤이 깊어도 사라지지 않는 오로라 같다.

— 이시영, 「잔양殘陽」 전문, 시집 『우리들의 죽은 자들을 위해』에서

올더스 헉슬리 Aldous Huxley(1894~1963)는 그의 문제작 『멋진 신세계 Brave New World』(1932년)에서 '맬서스의 허리띠'란 것을 창조해냈다. 그 신세계에서는 아이들은 공장에서 찍어내고 여성은 맬서스의 허리띠를 착용하는데 그 이름은 어디서 온 것일까?

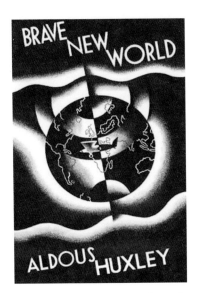

| 헉슬리, 『멋진 신세계』, 초판 표지(1932년).

    맬서스는 1798년에 인구는 기하급수적으로 늘고 식량 생산은 산술급수적으로 늘어 결국 가난해질 수밖에 없다는 '인구론'으로 유명한 학자다. 그의 이름은 결국 인구 억제의 필요성을 의미하니 헉슬리가 피임 기구의 이름에 사용했을 것이다. 그러면 헉슬리는 '허리띠' 아이디어를 어디에서 얻었을까, 바로 아프로디테의 허리띠와 반대되는 개념으로 맬서스의 허리띠를 창조해낸 것이리라. 그렇게 보면 헉슬리는 그리스 신화 열독자였을지도 모른다.

◎ 맬서스 허리띠Malthusian Belt: 『멋진 신세계』에 나오는 피임 기구의 이름. 사랑, 유혹, 생산의 의미를 지닌 아프로디테의 허리띠와는 정반대의 기능이다.

6. 아프로디테의 허리띠

⚥

헤르마프로디테와
하이브리드

아프로디테는 디오뉘소스에게선 특이한 아들 프리아포스를 얻었지만 (「아프로디테, nice to 美醜」 참고) 자신을 그렇게도 원했던 헤르메스와의 사이에서는 아주 잘생긴 아들 헤르마프로디테Hermaphrodite를 낳았다. 이 아들이 열다섯 살이 되어 여행을 갔다가 어느 연못에서 수영을 한 적이 있었다. 그 연못의 요정 살마키스Salmacis가 아름다운 헤르마프로디테에게 그만 반해버려, 글자 그대로 소년에게 달라붙어 두 몸을 떼어낼 수가 없게 되었다.

✚ Hermaphrodite ← 헤르메스Hermes와 아프로디테Aphrodite 사이에서 난 아들

아버지 헤르메스는 너무 화가 나서 그 연못에서 수영하는 남자는 남성성을 잃어버리게 만드는 저주를 걸어 화풀이를 했다.

14세기 이후로 생물학에서 암수가 한 몸인 하등동물을 hermaphrodite라 일컬었다. 동양 신화에는 상상의 동물 현무玄武가 암수 한 몸이다.

자웅동체는 한 몸에 암수가 같이 있는 것이지만 한 몸에 두 종류 이상의 동물이 뒤섞인 잡종hybrid 생명체도 신화에는 많이 등장한다. 미노타우로스를 필두로 켄타우로스, 페가소스, 키마이라, 그리핀, 스핑크스, 사이렌 등

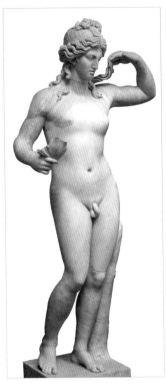
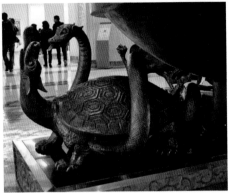

Ⅰ 헤르마프로디테. 남녀 양성의 특징을 모두 갖추었다.
Ⅱ 현무. 제주 중문 롯데호텔.

이 유명하다. 사람의 상반신과 동물의 하반신이 합쳐졌다는 것은 인간의 가진 영리함이나 교활함에 동물이 가진 야수적 특성이 합쳐진 것으로 보면 된다. 테베의 괴물 스핑크스는 상반신은 여자에 하반신은 사자인데, 날개를 달기도 한다. 대개 여성 하이브리드는 아름다운 편인데, 유혹의 의미가 있다.

＋ hermaphroditism 자웅동체雌雄同體
    ← 헤르마프로디테Hermaphrodite와 살마키스Salmacis의 이심동체離心同體

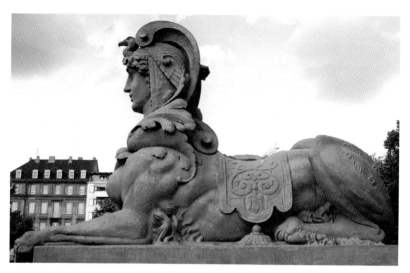

ㅣ 독일 맨하임에 있는 스핑크스. 그리스 신화에 나오는 스핑크스는 이집트의 스핑크스와는 다르다.

페가소스/페가수스 Pegasos/Pegasus는 말의 몸에 날개가 달렸다. 하늘을 나는 말로 동양의 천마 天馬와 닮았다.

키마이라/키메라 Chimaira/Chimera는 사자, 염소, 서양 용 dragon의 몸이 합쳐진 괴물로 사자의 머리에 염소의 머리가 등에 붙어있고 꼬리는 뱀머리로 되었으며 불을 뿜는다. 다양한 동물들의 합쳐진 동물을 키마이라/키메라라고 부른다.

켄타우로스/켄타우루스 Centauros/Centaurus는 상반신은 사람이고 하반신은 말인 반인반수이다. 키론은 켄타우로스 출신의 현자로 많은 영웅들이 키론을 스승으로 삼고 배웠다. 종종 술에 취해 난폭한 행동을 하는 것으로도 유명한데 대체로 사고뭉치들이다.

그리핀/그리폰 Griffin/Griffon은 사자의 몸뚱이와 꼬리, 독수리의 머리와 날

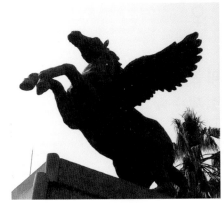
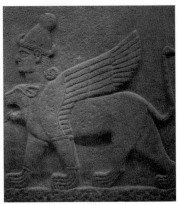
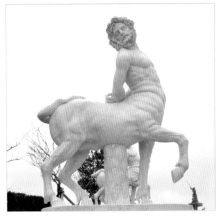
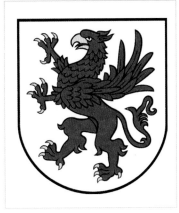

Ⅰ 천마상. 제주시 남녕고등학교.
Ⅱ 키마이라.
Ⅲ 켄타로우스. 제주시 그리스 신화박물관. ⓒ박지욱
Ⅳ 문장紋章으로도 친숙한 그리핀.

개에 몸통은 깃털로 덮인 괴물이다. 금을 귀신같이 찾아내며 금을 약탈하러 다닌다. 알타이 산맥에 산다고 알려져 있는데, 우리 언어가 속하는 알타이 어족의 '알타이Altai'는 '금의 산金山'을 뜻한다. 그리핀이 살 만한 곳이다.

☿♀

아마존과
유방절제수술

그리스 신화에는 남자 없이 여자 전사들만 사는 아마존^{Amazon}이 나오는데 그곳에 사는 여전사들은 아마조네스^{amazones}라 부른다. 그 나라는 지금의 우크라이나 땅이다, 터키 땅이다, 리비아 땅이다 하고 의견이 분분했다. 하여간 어디에 있던 그리스 세계의 변방이다.

✢ Amazon 아마존 ← *a* (그) 없는 + *mazos* (그) 젖가슴乳房 + *on* (그) 존재

아마존에서는 아이가 태어나면 여아는 키워 전사로 만들고 남자아이는 죽이거나 이웃나라에 넘겨버린다. 여자아이들이 자라면 오른쪽 가슴을 도려낸다. 활시위를 당기는 데 방해가 되기 때문이다.

✢ mastectomy 유방절제술 ← *mastos* (그) 가슴 + *ektome* (그) 잘라내기
 (참) mastoid 가슴乳房 모양의 ← *mastos* (그) 가슴 + *eidos* (그) 모양

이 여성 전사들은 용맹스럽고도 호탕했고, 이들의 나라도 번창했다. 하지만 헤라클레스는 아마존의 여왕의 허리띠를 얻으러 갔다가 여왕을 죽이

신화 속 의학 이야기

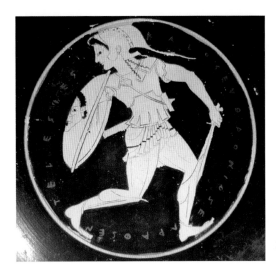

| 아마존의 여전사. 기원전 6세기.
그리스 꽃병.

고 허리띠를 빼앗아 오는 만행을 서슴지 않았다.

전설상의 종족인 아마존이 지금까지도 사람의 귀에 익숙한 것은, 가슴을 도려낸 여전사들의 이야기가 아니라 같은 이름으로 불리는 남아메리카에 있는 강 때문이다. 이 강의 원래 이름은 '리우 산타 마리아 델라 마르 둘체Rio Santa Maria de la Mar Dulce'였다. 강 유역에서 여전사들이 살고 있더라며 1514년에 이름을 '아마존'으로 바꾸었다. 나중에 알고 보니 여자 전사가 아니라 수염이 없고 머리가 긴 남자 전사들이었다고도 한다. 오해에서 비롯되었다 할지라도 아마존 강이라는 이름을 들을 때마다 전사가 되기 위해 가슴을 도려낸 용맹스러운 여전사들의 이야기가 떠오른다. 물론 유명 인터넷 몰인 '아마존닷컴'의 이름도 여기서 온 것이다.

2013년 5월에 유명한 영화배우 안젤리나 졸리가 유방절제 수술을 받아 팬들을 놀라게 했다. 졸리는 영화 〈툼 레이더〉(2001년)에서 라라 크로포트

역을 맡아 강인한 여전사 이미지를 확실하게 심어주었다. 이후로도 그녀는 〈미스터 앤 미세스 스미스〉(2005년), 〈투어리스트〉(2010년), 〈솔트〉(2010년) 등의 영화에서도 여전사의 이미지를 고수했다. 그런 '여전사 안젤리나 졸리'가 유방암 위험을 줄이기 위해 아예 미리 유방을 잘라내는 수술을 받아 그녀 자신이 'Amazon'이 된 것이다. 유방이 없어진 자리에는 물론 유방성형수술mammoplasty을 받았다고 전한다.

자, 가슴을 도려낸 아마조네스들이 젖먹이 아이는 어떻게 키웠을까? 그래서 왼쪽 가슴은 남겨둔 것 아닐까? 이번에는 그리스 신화에서도 아주 유명한 젖먹이기 이야기를 한번 알아보자.

✚ *mazos* (그) = *mastos* (그) = *mamma* (라) = breast (영)

✚ mammoplasty ← *mamma* + *plassein* (그) 모양을 만들다

✚ **mammal** 포유류

(참) *petoralis* (라) 가슴의 ← *pectus* (라) 가슴 breast/chest

    pectoralis major/minor 대/소흉근

✚ **angina pectoris** 숨이 멎을 것처럼 심하게 아픈 가슴 통증을 말한다. 지금은 협심증으로 부르는데, 1768년에 영국 의사 헤버든William Heberden이 처음 기록했다.

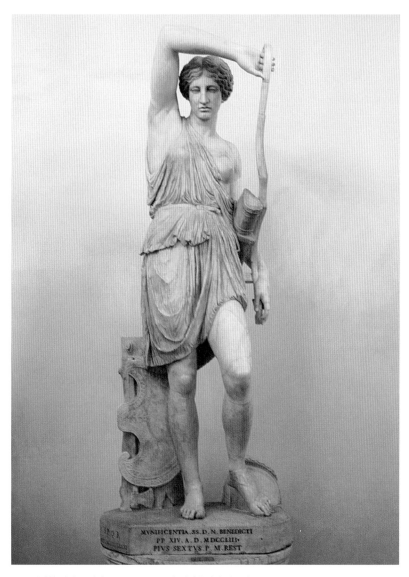

| 부상당한 아마존 전사Amazzone ferita. 로마 카피톨리니 박물관.

일설에는 세이레네스가 온전한 여인의 모습이라고도 하고, 상반신은 사람이고 하반신은 물고기, 즉 우리에게 아주 익숙한 인어의 모습이라고도 한다. 한 유명한 커피 회사는 세이레네스의 이미지를 자신들의 브랜드 엠블럼으로 사용하고 있다.

사이렌의 비명이 들리면 운전자들은 즉각 그 소리가 들리는 곳을 피해야 한다. 그 소리를 내며 다가오는 차량에게 길을 내주어야 한다. 어서 피하라고!

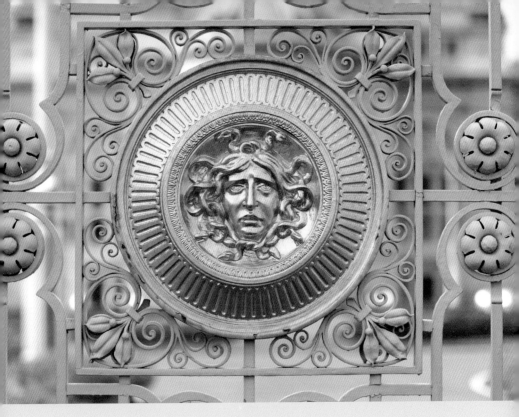

헤라의 젖

7

헤라의 젖

제우스는 헤아릴 수도 없이 많은 바람을 피웠지만 헤라는 결코 '바람의 여신'이 아니었다. 가정을 지키기 위해 눈에 불을 켜고 제우스에게 악처 역할을 서슴지 않은 것은 화목한 가정을 지키기 위한 고육책이었는지 모른다. 헤라 자신은 신성한 결혼을 수호하는 여신이었으니 헤라에 덧씌운 '악녀'라는 수식어는 조금 과한 것 아닐까?

헤라는 제우스가 아테나를 머리로 낳자 자기도 그럴 능력이 있다는 걸 보여주기 위해 헤파이스토스를 처녀생식parthenogenesis으로 낳았다. 그 외에 헤라의 아들딸은 모두 제우스 사이에서 낳았다. 명실상부한 신화계의 성골聖骨 귀족이라 불릴 자식들의 면면을 살펴보면 전쟁의 신 아레스와 불화의 여신 에리스, 청춘의 여신 헤베가 눈에 띈다.

이 자식들에게 젖을 먹였을까? 아니다. 그럴 필요가 없었다. 신은 성인의 몸으로 태어나므로 젖먹이나 걸음마 시기가 없다. 하지만 어떤 경우에는 신의 어린 시절 이야기가 나온다. 이를테면 제우스는 아말테이아의 젖동냥으로 자랐다던가, 헤르메스는 아기 때 이미 소도둑으로 이름을 날렸다는 이야기가 있다. 신화 이야기가 이렇게 일관성이 없어도 참아주시길 바란다.

하지만 헤라클레스가 헤라에게 젖동냥을 한 이야기는 아주 유명하다.

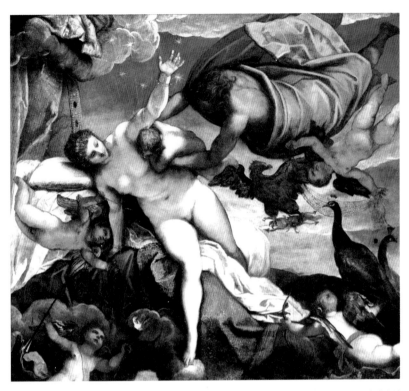

| 틴토레토Jacopo Tintoretto, 〈은하수의 기원〉(1757년경). 젖이 흩뿌려지며 별이 되는 장면이 묘사되어 있다. 런던 내셔널 갤러리.

헤라클레스는 제우스의 혈통을 이어받아 미케네의 공주 알크메네의 아들로 태어났다. 어미는 헤라클레스가 태어나기도 전에 죽었다. 제우스는 헤라클레스를 불사의 몸으로 만들어주기 위해 헤라가 잠든 틈을 이용해 젖을 빨게 했다. 하지만 헤라클레스가 젖을 너무 세게 빠는 바람에 놀라 깨어난 헤라가 헤라클레스를 밀쳐버렸다. 그때 내뿜어진 영험한 젖이 하늘에 뿌려져 밤에 보면 젖빛으로 뿌옇게 보인다며 그리스인들은 갈락시스^{galaxis}라고 불렀다.

+ galaxia (그) 갈락시스. 헤라 여신의 젖乳이 뿌옇게 흩어진 것.

　그리스인들의 이야기를 그대로 받아들인 로마인들은 그 뜻을 고스란히 살려 라틴어로 '비아락테 *via lactea*'라 불렀다.

+ *via lactea* (라) 비아 락테아; 젖의 길

　그 뜻이 그대로 영어로 전해진 것이 바로 밀키웨이.

+ Milky Way (영) 밀키웨이

　galaxias → *via lactea* → *galaxy* / Milky Way

+ **lact**ose 락토스, 유당乳糖; 락토스 = 포도당 + 갈락토스
+ **galact**ose 갈락토스, 유당의 분해 물질
+ 락토스 lactose는 포유류의 젖 속에 있는 유당乳糖으로 이당류다. 분해되면 포도당 glucose과 갈락토스 galactose가 만들어지는데 갈락토스 역시 유제품에 많이 있다.
+ 맥아당麥芽糖이라 불리는 말토스 maltose는 몰트 malt, 즉 맥아에서 유래한 당 성분이다. 맥아는 겉보리 싹麥芽을 틔운 것으로 단맛과 향이 난다. 위스키와 맥주의 원료로 사용된다.
+ 자당蔗糖이라 불리는 수크로스 sucrose는 포도당葡萄糖. glucose과 과당果糖. fructose으로 이루어져 있다. 수크로스와 과당은 각각 설탕을 뜻하는 라틴어 *sucurum*과 과일을 의미하는 *fructus*에서 온 말이다.
+ 포도당이라 불리는 glucose는 단맛을 뜻하는 그리스어 *glukus*에서 유래했다.

물뱀 휘드라 Hydra와
게 Cancer

헤라클레스가 머리가 아홉 개 달린 물뱀 휘드라 Hydra를 처치한 유명한 이야기가 있다. 여덟 개의 뱀 머리와 한 개의 사람 머리가 달린 이 뱀 괴물을 죽이기 위해서는 죽지 않는 사람 머리만 자르면 된다. 하지만 여덟 개의 뱀 머리가 모두 가운데 있는 사람 머리를 보호하고 있어 접근이 무척 어렵다. 설사 뱀 머리만 자른다 해도 금세 그 자리에서 두 개의 뱀 대가리가 새로 솟아나니 여간 어려운 일이 아니었다.

헤라클레스는 조카 이올라오스 Iolaus의 도움으로 재빨리 뱀 대가리를 자르고, 그 자리를 불로 지져 새로운 뱀 대가리가 나오지 않도록 해서 결국 아홉 개의 대가리를 모두 없앨 수 있었다. 이때 사용한 방법은 지금도 의사들이 수술할 때 사용하는 소작법이 아닌가?

✚ cauterization 소작법. 불, 화학 물질, 전류 등을 이용해 조직을 파괴하는 방법.

헤라클레스가 휘드라와 싸울 때 헤라클레스의 발뒤꿈치를 물고 있던 게 crab가 있었다. 헤라클레스는 칼을 뽑아 게의 집게발을 자르고 등껍데기에 칼을 꽂아 죽였다. 제우스는 헤라클레스의 영웅적 행위를 기리기 위해 휘드라

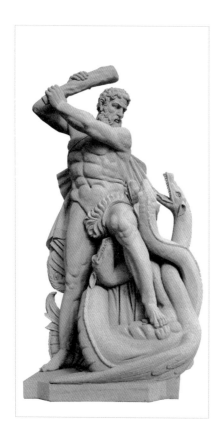

- **hydro-** 물水 ← **Hydra** 휘드라
- **hydr**ogen 수소(H_2).
- **hydr**alazine 히드랄라진; 혈압 강하제.
- **hydr**argyria 수은.
- **hydr**onephrosis 물콩판증. 수신증.
- **hydr**otherapy 물치료.
- **hydr**ocephaly 수두뇌증.

ㅣ 휘드라를 물리치는 헤라클레스.
제주시 그리스 신화박물관. ⓒ박지욱

를 하늘에 올려 '물뱀자리Hydra'로 만들었다. 헤라도 이에 질세라 헤라클레스의 발뒤꿈치에 끈질기게 매달렸던 게를 하늘에 불러 올려 '게자리Cancer'로 만들었다. 헤라클레스를 괴롭힌 공로를 치하하듯 말이다.

- **Cancer** 게자리 ← *cancer* (라) 게crab.

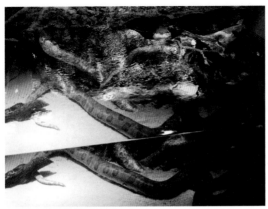
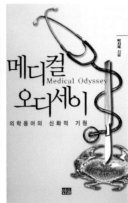

Ⅰ 거대한 물뱀. 샌프란시스코 캘리포니아 과학아카데미.
Ⅱ 『메디컬 오디세이』표지는 게 껍질을 가르는 메스에 감긴 청진기를 형상화했다. 게는 암을 뜻하며, 청진기는 내과계, 메스는 외과계를 의미하는데 이 둘이 어울려 아스클레피오스의 지팡이 모양이 된다.

게cancer가 왜 암cancer이 되었을까?

히포크라테스 전집에는 '카시놈carcinome'이나 '스키르squirrhe'라는 병이 나오는데 모두 '게 등껍데기처럼 딱딱하다'는 뜻이다. 로마에서 활동한 그리스 의사 갈렌은 '종양으로 부풀어 오른 혈관의 외형이 마치 게의 다리 모양과 닮았다'고 게를 의미하는 그리스어 *karkinos*, 라틴어 *cancer*를 사용했다. 모두 암癌으로 쓴다.

북회귀선과 남회귀선

the Tropic of Cancer 북회귀선, 하지선.
그리스 시대에는 하지|summer solstice에 태양이 게자리를 지나가서 붙은 이름이다. 지구의 세차운동으로 지금은 하지에 해당하는 별자리는 쌍둥이자리다.

The Tropic of Capricon 남회귀선, 동지선.
그리스 시대에는 동지|winter solstice에 태양이 염소자리를 지나가서 붙은 이름이다. 지구의 세차운동으로 지금은 하지에 해당하는 별자리는 사수자리다.

그리스 신화에
보이는 동성애

그리스 신화에는 동성 간의 사랑에 대한 이야기도 심심찮게 등장한다. 먼저 제우스부터 보자. 제우스는 여자뿐만 아니라 잘생긴 트로이 왕자 가뉘메데Ganymed도 납치했다. 올림포스 궁에서 제우스의 총애를 받으며 지내는 통에 헤라는 물론이고 다른 신들도 제우스를 못마땅히 여겨 한바탕 소동이 일어났다. 불쌍한 가뉘메데 왕자는 현대 영어에도 그 이름의 흔적을 남겼다.

✚ catamite 남색 상대인 미소년美童 ← (라) *catamitus* ← Ganymede 가뉘메데.

제우스의 아들 아폴론도 미소년 휘아킨토스Hyakinthos/Hyacinthus를 사랑했다. 하지만 서쪽 바람의 신 제퓌로스/제피루스Zephyros/Zephyrus도 그 소년을 사랑했기에 셋은 삼각관계가 되었다. 본의 아니게 양다리를 걸치게 된 휘아킨토스는 이러지도 저러지도 못하고 망설였지만 아폴론에게 점점 마음이 기울었다. 버림받은 제퓌로스는 실연당한 상처를 삭이지 못하고 복수의 칼을 갈았다. 그리고 아폴론과 휘아킨토스가 정답게 원반던지기 놀이를 하는 틈을 보아, 아폴론이 원반을 던지자 심술궂은 바람을 내몰아쳐 원반으로 소년

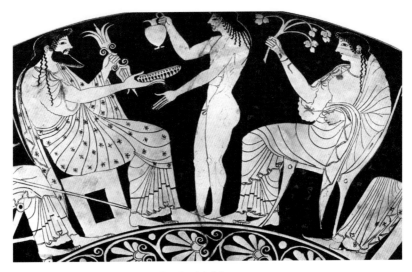

I 올림포스 궁에서 제우스에게 술시중을 드는 가뉘메데.

의 머리를 강타했다. 소년은 즉시 숨을 거두었고, 그 자리에서 이 세상에 없던 새로운 꽃이 피었다. 당연히 아름답기 그지없는 이 꽃을, 사람들은 소년의 이름을 따서 히아신스hyacinth라고 불렀다.

크레타의 유명한 미노스 왕도 동성애자였다. 밀레토스Miletos라는 미소년을 두고 자신의 남동생인 라다만튀스Rhadamanthys와 다투었는데, 물론 미노스가 사랑을 쟁취했고 동생은 크레타에서 쫓겨났다. 미노스는 아내 파시파에와의 사이에서도 아이들을 두었으니 아마 양성연애자일 것이다. 아울러 포세이돈이 제사의 제물로 바쳐달라고 만들어준 흰 소에 대해서도 야릇한 감정을 가지게 된 것을 보아도 정상적인 인간은 아니었을 것이다.

오이디푸스의 아버지 라이오스도 이웃나라의 왕자를 사랑하다 못해 납치까지 했다. 남자에 대한 강한 애욕과, 아내가 잉태할 아들의 손에 죽는다

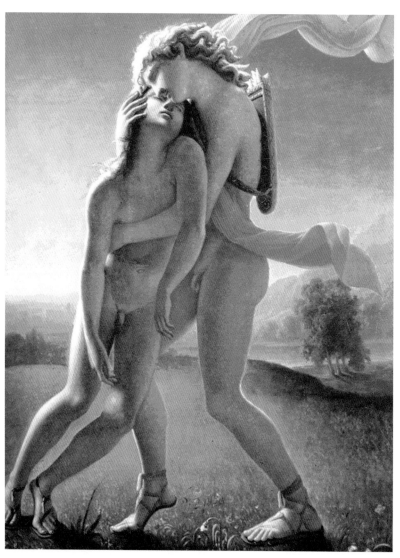

| 브로Jean Broc, 〈휘아킨토스의 죽음〉(1801년).
  프랑스 포이티에Poiters, 상 크로 미술관Musce Sainte-Croix.

는 두려움으로 왕비를 멀리했다. 그래서 인류를 저버린 왕을 응징하기 위해 테베에는 스핑크스가 출현하게 되었다. 이 괴물 때문에 델포이로 신탁을 받으러 가다가 아들 오이디푸스의 손에 죽게 된 것이다. 결국 라이오스 때문에 자신을 포함하는 모든 가족이 불행해졌다(「오이디푸스 콤플렉스, 세 번의 신탁」 참조).

트로이 전쟁의 영웅인 아킬레우스 Achilleus와 그 친구 혹은 시종인 파트로클레스 Patrokles도 동성애 관계였다. 파트로클레스는 전투를 피하는 아킬레우스를 대신하여 그의 갑옷을 입고 전투에 나갔다가 트로이 왕자 헥토르 Hektor에게 죽는다. 사랑하는 파트로클레스를 잃은 아킬레우스는 그제야 복수심에 불타 전투에 다시 나왔다.

프로테우스,
변신의 귀재

프로테우스Proteus는 바다의 신인 오케아노스의 아들이라는 설이 있고 포세이돈(넵튠)의 아들이라는 설도 있다. 뿔고둥을 부는 트리톤Triton도 해신海神의 아들로 유명하지만 아마 바다표범을 키우는 프로테우스가 형님일 것이다. 그 이유는 프로테우스란 이름에 첫째라는 뜻이 있으니까. proto-란 말은 의미가 점점 더 커져 으뜸, 우선으로도 쓰인다.

✚ *protos* (그) 으뜸 되는, 우선의, 원래의 ← **Proteus 프로테우스**
✚ **prot**otype 원형.
✚ **prot**ocol 프로토콜, 초안, 의정서, 외교 의례.
✚ **Prot**o-Indo-European 인도−유럽어의 공통조상으로 여겨지는 원래 언어.
✚ **prot**o-Ionic 이오니아 양식의 기원으로 여겨지는 그리스의 건축 양식.

18세기에 탄수화물도 지방도 아닌 물질로 가열하거나 산酸을 떨어뜨리면 굳어지거나 침전되는 유기물을 식별해낸 과학자들이 있었다. 이런 물질의 대표적인 예가 바로 '달걀 흰자위'였다. 1838년에 이 유기물의 이름을 으뜸이라는 뜻으로 protein이라고 이름 지었다. 당시 영양학자들이 인체에 필요한 가장 중요한 영양소라고 생각했던 점을 감안한 작명이었을까?

✚ **protein** ← *proteios* (그) 으뜸 + in (그) 성분 ← Proteus 프로테우스

protein은 왜 단백질로 번역되었을까?

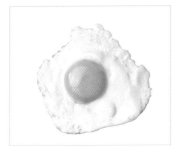

| 단백질이란 계란 흰자 egg white를 뜻한다.

protein에 대한 번역어 '단백질蛋白質'에는 무슨 뜻이 있을까?

蛋白質 ← 蛋(알) +白(흰색) +質(성분). '닭알鷄卵의 흰자위'란 뜻이다. 중국식 계란 요리 중에 지단鷄蛋이 있는데 그 뜻이 바로 '닭의 알'이다.

단백질이라는 이름은 독일어 Eiweiß에서 온 것으로 '달걀 흰자위'란 뜻이다. 달걀을 깨면 눈에 두드러지게 보이는 노란 부분과 반투명한 부분이 있다. 열을 가하면 노란 부분은 그대로 노랗지만, 투명한 부분은 흰색으로 변한다. 여기서 노른자위, 흰자위란 이름이 온

것을 쉽게 알 수 있다. 노른자위는 영어로는 yolk, 한자로는 卵黃이라 하는데 '알의 노란 부분'이란 뜻이다. 흰자위는 부분은 당연히 卵白이다. '난백질'하면 이해가 되는데 굳이 어려운 한자를 쓴 '단백질'로 부르는 이유가 있을까?

'난백질'이든 '단백질'이든 그 대표인 '알부민'의 이름도 재미있다. 원래는 ovalbumin이었던 것을 줄여서 albumin이라 부른다.

✚ ovalbumin ← *ovum* (라) 알 + *album* (라) 흰 + *in* (라) 물질

프로테우스는 『서유기』의 손오공처럼 무엇이든 원하는 모습으로 변신할 수 있는 둔갑술의 귀재인 데다가 아주 지혜로웠다. 하지만 프로테우스는 입이 무거워 자신을 사로잡는 이에게만 조언을 해주었다. 원하면 무엇으로든 변신할 수 있는 둔갑술의 귀재를 사로잡는 일은 '삼고초려'보다도 훨씬 어려웠다.

✚ **protean** 변화무쌍한 ← Proteus 프로테우스

1885년 독일 땅 뉘른베르크 대학교의 미생물학자 하우저^{Gustav Hauser}는 잘 움직이면서도 모양이 시시각각으로 변하는 특이한 장내세균을 발견해 그 특성에 걸맞게 프로테우스라고 명명했다. 처음에는 일단 세 종류만 발견되어 각각의 이름을 이렇게 붙였다.

Proteus vularis 평범한 프로테우스.
Proteus mirabilis 놀라운 프로테우스.
Proteus zenkeri 젠커의 프로테우스(자신이 일하던 연구소의 책임자인 FA 젠커 Zenker의 이름에서 따왔다).

사실 프로테우스 균은 뭐 특별히 놀랄 만한 균은 아니다. 장 속에도 흙 속에도 있고, 간혹 기회 감염을 일으키는 정도의 평범한 프로테우스 균. 하지만 50년이 지나서 정말 놀라운 일을 해냈다.

제2차 세계대전 중, 나치가 점령한 폴란드 남동부 지역에 발진티푸스 typhus fever가 돌기 시작했다는 첩보가 나치 군사령부로 날아들었다. 발진티푸스라면 곧 떼죽음을 의미하는 무시무시한 전염병이었다. 불과 20년 전에 러시아가 점령했던 폴란드 동부에서만 3,000만 명이 감염되어 300만 명이 죽었던 병이고, 제2차 세계대전을 전후하여 동유럽의 난민수용소, 포로수용소, 감옥 등 비좁고 더러운 곳에서 창궐한 발진티푸스는 수백만 명의 목숨을 앗아갔다.

하지만 포로수용소만의 문제가 아니었다. 만약 군대의 주둔지에서 발진티푸스가 발병한다면 전쟁이 아니라 질병과 힘겨운 전투를 벌여야 할 지

경이 된다. 걷잡을 수 없이 높은 전염력과 치명성 때문에 나치 수뇌부는 맞불을 놓는 격으로 환자를 죽여 확산을 막으려는 극악한 방법을 동원하기도 했다. 그런데 폴란드 점령지에서 다시 발진티푸스가 돈다는 비보가 날아온 것이다.

사실확인을 해보니 그 지역의 개원의 두 사람이 발진티푸스 환자들을 발견했고 그 숫자가 점점 늘어난다고 보고해 온 것이다. 하는 수 없이 당국은 전염병 확산을 차단하기 위해 이 지역을 폐쇄하여 그 누구든 들어가지도 나오지도 못하게 했다. 심지어 이 지역에 있던 유태인들조차 강제수용소로 끌고 가지 못하게 완전히 차단하여 격리했다. 그 덕분에 이 지역 유태인들은 목숨을 구하게 되었다.

나중에 밝혀진 바로는 이 지역 발병은 그 지역 의사들이 꾸민 나치에 대한 반역행위였다. 발진티푸스에 감염된 환자의 혈청을 프로테우스 균proteus과 반응시켜 응집agglutination 반응이 일어나는 것으로 발진티푸스 감염 사실을 판정하던 바일 - 펠릭스 반응Weil-Felix reaction 검사법을 역이용해, 유태인들과 폴란드인들에게 죽은 프로테우스 균을 주사해서 가짜 항원 반응을 유도한 것이었다. 일종의 위양성 결과를 나치는 발진티푸스 양성반응으로 알고 깜빡 속은 것이다. 하지만 그 덕에 8,000명의 유태인이 목숨을 건졌다고 하니, 정말 *Proteus mirabilis*라 불러줄 만하지 않은가?

메두사의 머리

메두사^{Medusa}는 원래 아름다운 처녀였다. 포세이돈이 그녀와 아크로폴리스에 있는 아테나 여신의 신전에서 사랑을 나누지만 않았다면 잘 살았을 텐데, 포세이돈은 왜 그런 짓을 했을까? 처녀 신 아테나는 모욕을 당했다고 생각해 화풀이를 했다. 메두사에게만.

메두사의 아름다운 머리카락은 뱀으로 변했고 누구든 그녀를 바라보기만 해도 돌로 굳어버렸다. 그것도 모자라서 아테나 여신은 페르세우스가 메두사를 참수하도록 적극 지원해주었다. 거울을 이용해 테세우스가 칼로 메두사의 목을 내리치자 내뿜어져 나온 피에서 페가소스/페가수스^{Pegasos/Pegasus}가 태어났다.

✚ Pegasus ← *pege* (그) 온천, 분수, 솟아오르는. + *-asos* (그) (명사형 어미)
(메두사의) 피에서 솟아났다는 뜻이다.

말의 신이기도 한 포세이돈은 메두사를 불쌍히 여겨 그녀의 피에 그녀의 영혼을 불어넣어 페가소스를 만들었다. 하지만 포세이돈은 페가소스를 아테나에게 선물로 넘겨주었다. 이제 노여움 좀 가라앉히라고? 아테나는 페

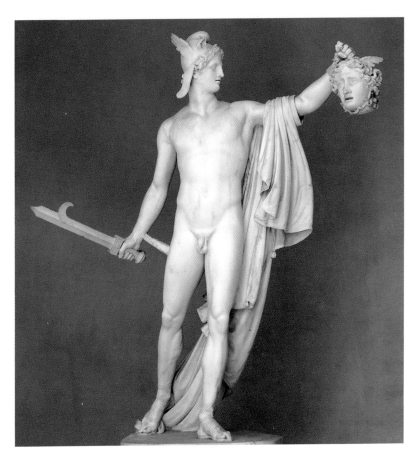

| 메두사의 머리를 든 페르세우스.

가소스를 잘 길들여 문예를 담당하는 뮤즈에게 하사했다. 페가소스는 뮤즈들이 활동하는 헬리콘 산정에 말발굽으로 우물을 팠는데 이곳은 히포크레네Hippocrene라고 불린다. 이곳은 뮤즈라는 예술가들의 마르지 않는 영감의 샘이 되었다.

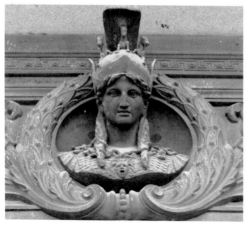
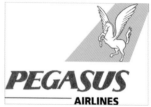

Ⅰ 아테나 여신의 부속물이 되어버린
메두사의 머리. 어디에 있을까?
UC 버클리 도서관. ⓒ박지욱
Ⅱ 페가수스 항공. 터키의 저가 항공사.

✚ Hippocrene 히포크레네. 말의 샘 ← hippo (그) 말 + krene (그) 샘

히포크레네 Hippokrene와 내분비학 endocrinology의 공통점은?

✚ krinenein (그) 분리하다, 결정하다, 판단하다 → crine (영) 분비하다
✚ endocrine organ 내분비샘内分泌腺 ← endon (그) 안内 + krinenein
내분비선 역시 우물처럼 계속 뿜어내는 곳이 아닌가? 그러고 보면 호르몬 hormone은 내분비
샘腺에서 솟아나는 샘물 같은 것이다. 그렇게 보면 crine(분비)는 krene(샘)에서 온 것이다.

✚ hormone 호르몬 ← horme (그) 충동, 돌격

한편, 페르세우스는 무엇이든 돌로 변하게 만드는 메두사의 머리를 아
테나 여신에게 바쳤다. 여신은 자신의 방패에 메두사의 머리를 달아 천하무
적의 방패를 만들었다. 이 방패를 아이기스 Aegis라 부른다.

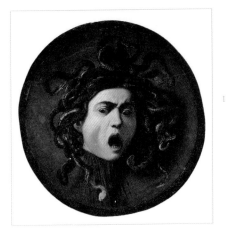

| 카라바조 Caravaggio, 〈메두사의 머리〉(1595~1597년경). 우피치 미술관 피렌체.
목이 잘려나가면서도 남은 자식들을 아래로 마라보는 메두사의 모습이다. 카라바조 (1573~1610)는 이 그림의 사실감을 위해 많은 노력을 했다. 강에서 건져 올린 물뱀, 도축장의 가축, 참수당하는 죄수를 직접 관찰하여 작품을 완성했다. 메두사의 얼굴은 관찰할 수가 없어서 자신의 얼굴을 그려 넣었다. 일종의 자화상이 된 셈이다.

배에 나타나는 메두사

caput medusae 간경화 말기에 간문맥압 상승으로 배꼽 주변의 표피 정맥이 확장되면 머리카락이 구불구불한 메두사의 머리 모습 같은 것이 배에 보인다. 이것을 의학 용어로 caput medusae 라고 부른다. 복부뿐 아니라 뇌의 정맥 기형developmental venous anomaly에도 쓰인다. 사진에서는 별로 닮아 보이진 않지만 실제 모습은 정말 메두사 머리를 닮았다.

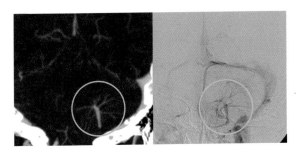

| 뇌의 정맥 기형developmental venous anomaly. ⓒ이승구

사이렌의 비명

오늘도 거리를 질주하는 소방차, 경찰차, 구급차의 사이렌 소리를 듣는다. 사이렌은 우리말로도 그냥 사이렌이라고 부른다. 어디서 온 말일까 하고 물으면 대부분 고개를 갸웃한다. 너무 흔히 쓰는 말이라 외래어라는 느낌도 없는지 모른다.

사이렌/세이렌Siren/Seiren(복수형은 세이레네스Seirenes)은 오뒤세우스가 고향으로 돌아가기 위한 여행의 이야기를 담은 오디세이Odyssey나 아르고 호의 모험에 등장하는 괴물들이다. 원래 그들은 얼굴도 곱고 노래를 아주 잘 불렀던 일종의 걸그룹(?)이었는데 너무 기세가 등등해서 뮤즈 여신들과 예능 실력을 겨루었다가 여신들에게 져서, 그 벌로 사람 얼굴에 새의 몸을 가진 괴물이 되었다.

세이레네스는 세상과 떨어진, 기암절벽으로 둘러싸인 절해고도에 산다. 근처로 배가 지나가면 노래를 부르거나 배로 날아들어 아름다운 얼굴과 고운 노랫소리로 선원들을 유혹한다. 어서 저 섬으로 가자고 꼬드긴다. 뮤즈들이 신을 위해 노래하지만 저주받은 세이레네스는 지나가는 뱃사람들을 유혹해 잡아먹으려 노래를 부른다. 이거 왠 횡재인가 싶어 세이레네스의 유혹에 끌려가면 배는 난파하고 모두 세이렌에게 잡아먹히고 만다. 전형적인

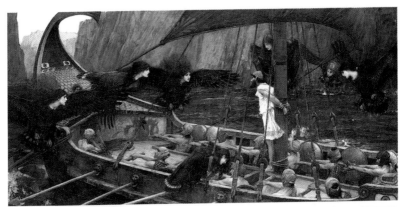

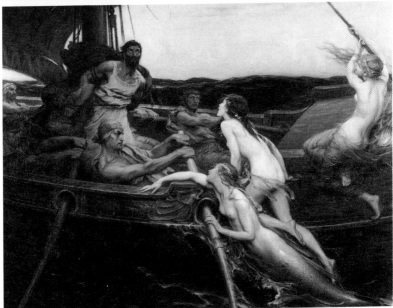

Ⅰ 워터하우스John William Waterhouse, 〈오뒤세우스와 세이레네스Ulysses and the Sirens〉(1891). 이 그림에서
는 세이레네스가 사람 얼굴에 새의 몸을 하고 있다. 멜버른 빅토리아 내셔널 갤러리.

Ⅱ 드래퍼Herbert James Draper, 〈오뒤세우스와 세이레네스Ulysses and the Sirens〉(1909). 이 그림에서는 세이
레네스가 여인의 모습을 하고 있다. 영국 Ferens Art Gallery.

팜 파탈의 이야기다.

일설에는 세이레네스가 온전한 여인의 모습이라고도 하고, 상반신은 사람이고 하반신은 물고기, 즉 우리에게 아주 익숙한 인어의 모습이라고도 한다. 한 유명한 커피 회사는 세이레네스의 이미지를 자신들의 브랜드 엠블럼으로 사용하고 있다.

신화계 최고의 명가수 오르페우스Orfeus는 이곳을 지나갈 때 선원들이 사이렌의 노래에 귀를 기울이지 못하도록 목청껏 노래를 불러야 했단다. 하지만 오뒤세우스는 목숨을 걸고 그 노래를 한번 들어보겠다며, 선원들에게는 밀랍으로 만든 귀마개로 귀를 막게 하고 자기 혼자 돛대에 몸을 묶은 채 사이렌의 노래를 듣다가 홀려서 '그 섬으로 가고 싶다'며 몸부림을 쳤다가 간신히 빠져나왔다는 이야기도 있다.

그래서 사이렌의 노래를 들으면 누구든 '그 소리가 나는 곳으로 가까이 가서는 안 된다'는 것이 뱃사람들이 기억해야 할 교훈이 되었다. 그 교훈은 지금도 여전히 유효하다. 사이렌의 노래는 아니지만 사이렌의 비명scream이 들리면 운전자들은 즉각 그 소리가 들리는 곳을 피해야 한다. 그 소리를 내며 다가오는 차량에게 길을 내주어야 한다. 그래서 그 소리를 사이렌이라고 부르는지도 모른다. 어서 피하라고!

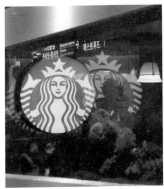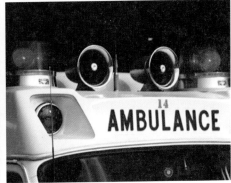

Ⅰ 유혹하는 카페인. 수족관에 비친 엠블럼이 인어의 전설을 실감나게 한다. 제주공항. ⓒ박지욱
Ⅱ 사이렌 소리가 들리면 모두 피하라!

✚ **siren 사이렌** ← **Seiren 세이렌**

✚ **siren song** 유혹의 노래

✚ **shark siren** 상어가 출현하면 울리는 경보

✚ **air raid siren** 공습경보

✚ **seiren** 사이렌. 도롱뇽의 일종. 유미목有尾目. Urodela 사이렌과Sirenidae에 속하는 3종種의 수중
도롱뇽류. 뱀장어와 비슷하게 생겼다. 길고 가느다란 몸뚱이는 대개 갈색·암회색·녹색을 띠
며 앞다리는 작고 뒷다리와 골반은 없다. 유생이나 다 자란 종류도 모두 깃처럼 생긴 외부 아
가미를 갖고 있다.

사이렌 소리 구별하기

민방위 훈련의 경보, 지진 해일 대피 훈련, 소방차, 구급차, 경찰차에서 사이렌 소리를 낸다. 구급
차는 높은 레(D)와 파(F) 사이의 610∼690Hz 소리를 초당 1회 반복하고, 소방차는 레(D)에서 높
은 솔(G)에 해당하는 300∼700Hz 소리를 천천히 반복하며, 경찰차는 300-750Hz 소리를 1초
에 대여섯 번 반복한다. 1초에 한 번 반복하는 구급차 사이렌을 기준으로 보면 소방차의 사이렌
은 느리게 반복하고, 경찰차는 급하게 반복한다. 설명이 어렵지, 모두 들으면 금세 구분할 수 있다.

영웅의 이름
헤로인

이제 이야기도 거의 마지막이다. 많은 영웅들의 이야기, 신들의 이야기를 듣고는 우리는 어떤 생각이 드는지? 아, 나도 제우스처럼 맘대로 권력을 휘두르면 얼마나 좋을까? 나도 헤라클레스, 아킬레우스, 오뒤세우스, 이아손처럼 영웅이 되어 사람들의 존경을 받고 아름다운 여인들의 사랑을 독차지하면 얼마나 좋을까? 테세우스는 실제로 행동에 나서기도 했다.

그런 영웅이라면 얼마나 좋을까, 하는 생각이 아예 안 들었다면 거짓말이다. 그런 영웅들에 대한 부러움이 없다면 수많은 마블 코믹, 영화, 드라마, 소설이 지금까지도 계속 나올 리가 있겠는가? 더 나아가 남성들의 영웅 심리를 이용한 마케팅 기법은 또 어떻고? 21세기에 사는 남자들은 여전히 신화 시대의 영웅들로부터 자유롭지 못한 것이다. 그 속마음을 어떻게 알고, 1898년에는 아예 세상에 나온 약물은 아예 영웅의 이름을 달고 나왔다. 바로 '헤로인 heroin'!

+ *heros* (그)/(라) 영웅 → **hero** (영) 영웅
+ hero**ique** (프) 영웅적인 → Eroica (이) 에로이카. 베토벤의 제3번 교향곡에 붙여진 별칭
+ hero**in** 헤로인; 마약으로 더 유명해진 기침약   + hero**ine** ; 여자 영웅, 여주인공

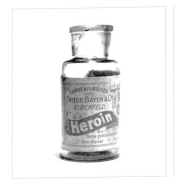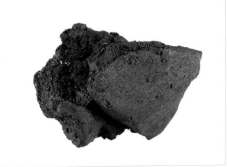

오리지널 헤로인과 최근 미국에서 문제가 되고 있는 블랙 타르 헤로인.

아편의 알칼로이드들

아편 속에는 모르핀, 코데인, 테바인, 파파베린, 등등 25개 이상의 알칼로이드가 있다.

- opium ← (라) *opium* / (그) *opion* 양귀비
- morphine ← Morpheus 변신의 귀재인 꿈의 신
- codeine ← (그) *kodeia* 양귀비
- thebaine ← Thebai/Thebes 그리스 도시 테베
- papaverine ← papaver 양귀비속屬. *Papaver rhoeas* 개양귀비.

1898년에 바이엘 연구소의 드레저는 당시에 이미 남용이 문제가 되었던 모르핀을 대신할 디아세틸모르핀^{diacetylmorphine}을 기침약으로 개발하여 '헤로인'이란 이름을 붙여 세상에 내놓았다. 기침약이지만 먹으면 기분도 썩 좋아져서 그런 이름을 자신 있게 붙였다. '영웅감'은 걱정할 것이 없다고, 중독성 없이 안전하게 사용할 수 있다고 그는 자신했다. 하지만 그의 기대와는 달리 먹으면 기분이 영웅처럼 붕 뜨는 이 약은 아편보다도 중독성이 훨씬 강하게 나타나 1932년부터는 약으로는 사용하지 않았다.

최근 미국에서는 새삼스레 헤로인이 문제가 되고 있다. 특히 상처를 통한 보툴리눔 중독 환자가 늘어나는 원인으로 남미산 모르핀의 일종인 '블랙 타르 헤로인black tar heroin'이 지목되고 있다. 블랙 타르 헤로인은 순도가 낮은 일종의 조악한 모르핀인데, 혈관에 주사하면 혈관이 굳어지는 부작용이 심해 중독자들이 차선책으로 피하/근육 주사를 하고, 그 연조직에 괴사성 감염이 생기면 보툴리눔 균이 자라는 것이다. 이런 특이한 감염은 점점 늘어나고 특히 캘리포니아 주에 집중되고 있다.

카산드라의
예언

〈카산드라 크로스〉는 1977년에 개봉한 영화다. 영화는 병원균에 감염된 열차 속에서 벌어지는 음모, 스릴러, 액션 등이 버무려져 있고 출연진의 면면도 꽤 화려했다. 하지만 그 뜻을 알 수 없이 머릿속에서 되뇌던 이름 카산드라, 알고 보니 신화에 나오는 이름이었다.

카산드라Cassandra는 트로이 전쟁 당시에 트로이의 공주였다. 영웅 헥토르와 트로이 멸망의 단초를 제공한 파리스가 모두 한 남매였다. 공주의 미모가 워낙 출중하다 보니 트로이가 그리스 연합군의 공격을 받자 이웃 나라 왕자들이 죄다 트로이를 지원하려고 달려왔다. 모두 카산드라에게 잘 보이기 위해서. 하지만 그들은 모두 그리스 군의 창칼에 목숨을 잃고 말았다.

아폴론 역시 아름다운 카산드라에게 반했다. 그는 카산드라의 환심을 얻기 위해 자신의 특기인 '예지력'을 그녀에게 주었다. 그런 후, '이만큼 해주었으니 내 사랑을 받아달라'고 요구했지만 공주는 거절했다. 심하게 삐친 아폴론은 예지력은 되돌려 받을 수 없어(신이 준 선물은 되돌려 받을 수 없었다), 카산드라의 입술에 키스를 하며 그 예지력의 설득력을 빼앗았다. 이제 그녀가 아무리 족집게 같은 예언을 해도 아무도 귀담아 듣지 않는, 결국 아무 쓸모 없는 예언이 되고 말았다.

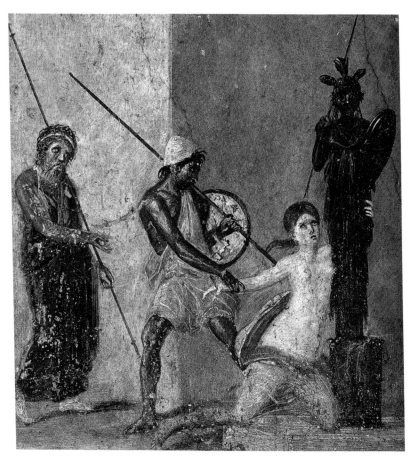

ㅣ 그리스 장군 소 아약스Ajax the Lesser가 트로이를 지켜주는 수호상인 아테나 여신의 팔라디움을 끌어안
고 있는 트로이 공주 카산드라를 끌어내는 장면이다. 폼페이에서 발굴된 프레스코화.

카산드라는 '파리스의 연인', 즉 헬레나 때문에 트로이가 잿더미가 된다
고 예언했다. 하지만 아무도 귀 기울여 듣지 않았다. 트로이군이 그리스 군
이 버리고 간 '목마'를 성안으로 끌어 올 때도 제발 그만두라고 간청했지만

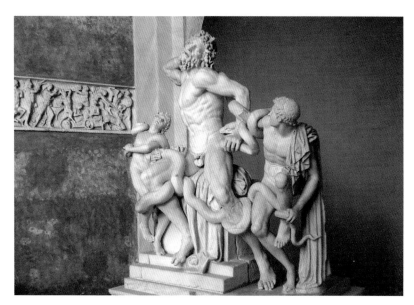

| 〈라오콘 군상〉. 기원 초기. 로마 바티칸 미술관. ⓒ김훈

그 역시 허사였다. 제사장 라오콘Laocoon만이 그녀의 이야기를 지지하고 나섰는데, 포세이돈이 바다뱀을 보내 라오콘과 아들까지 모두 죽여버렸다. 그나마 하나 열려 있던 라오콘의 귀와 입을 영원히 막아버린 것이다.

아폴론은 굳이 카산드라의 입을 막을 필요도 없었다. 세상 사람들이 모두 그녀의 말에 귀를 막아버리니까. 얼마나 잔인한 복수인가!

트로이가 함락된 후 카산드라는 그리스 연합군의 총사령관인 아가멤논의 노예로 끌려갔다. 그리고 자신이 아가멤논과 함께 살해될 것을 알았지만 이번에는 아무 말도 하지 않는다. 그편이 더 낫다고 여겼을지 모른다. 그녀는 아가멤논의 아내 클뤼타임네스트라에게 살해당했다(「엘렉트라 콤플렉스」참조).

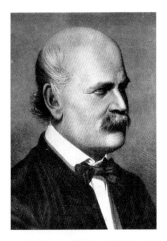

| 제멜바이스, 산부인과 의학계의 카산
드라라 불릴 만하다.

카산드라는 트로이 시대에만 있던 것
은 아니다. 현대에도 카산드라는 많다. 자
신의 주장이 아무리 옳다고 해도 그 지혜를
다른 사람과 공유하지 못한다면 결국 아무
런 변화를 만들지 못할 것이다. 결국 미래
를 바꾸지 못할 예지력은 아무 소용이 없는
것이다. 좋은 예측이지만 사람들이 전혀 받
아들여주지 않는, 호소력이 없는 주장 때문
에 아무런 변화를 이끌어낼 수 없는 현상을
'카산드라 콤플렉스'라 부를 만하다. 의학
역사에서 어떤 예가 있을까?

19세기 중반 독일 빈에서 산과의사로 일했던 이그나즈 제멜바이스Ignaz
Philipp Semmelweis(1818~1865)는 당시 병원에서 아기를 낳은 산모들이 산욕열에
걸려 목숨을 잃는 원인을 발견했다. 당시의 산과 의사들은 이 환자 저 환자
를 오가며 내진을 하거나 분만을 도왔는데, 이때 특정 환자의 몸에 있던 오
염원이 의사들의 손을 통해 다른 환자에게 옮겨 간다고 제멜바이스는 주장
했다. 더하여 의사들이 염화석회용액chlorinated lime solution '손을 씻기만 해도'
산욕열을 성공적으로 예방할 수 있는데도 실천하지 않는다며 의사들을 대
놓고 비난했다.

그는 시대를 앞선 혁신적이고도 정당한 주장을 했지만 일부 젊은 의사들
을 제외하고 학계 주류는 그의 말에 귀를 기울이지 않았다. 결국 나중에 그
가 옳았다고 인정을 받았지만 한참 뒤의 일이었다. 옳았지만 설득력을 전혀
갖지 못한 주장을 폈던 제멜바이스는 '의학계의 카산드라'라 불릴 만하다.

그리스어^{Greek} 이름	로마어^{Latin} 이름	영어^{English} 이름	비고
Zeus 제우스	Jupiter 유피테르	Jupiter 주피터	목성
Hera 헤라	Juno 유노	Juno 주노	
Apollon 아폴론	Phoebus 포에부스	Apollo 아폴로	
Aphrodite 아프로디테	Venus 베누스	Venus 비너스	금성
Ares 헤라	Mars 마르스		화성
Artemis 아르테미스	Diana 디아나	Diana 다이아나	
Athena 아테나	Minerva 미네르바		
Demetra 데메테르	Ceres 케레스	Ceres 세레스	
Dionysos 디오니소스	Bacchus 바코스	Bacchus 바커스	
Hades 하데스	Pluton 플루톤	Pluto 플루토	옛 명왕성
Hephaistos 헤파이스토스	Vulcanus 불카누스	Vulcan 벌컨	
Hermes 헤르메스	Mercurius 메르쿠리우스	Mercury 머큐리	

그리스어Greek 이름	로마어Latin 이름	영어English 이름	비고
Poseidon 포세이돈	*Neptune* 넵투누스	Neptune 넵튠	해왕성
Gaîa 가이아	*Terra, Tellum* 테라, 텔룸		
Kronos 크로노스	*Saturnus* 사투르누스	Saturn 새턴	토성
Eros 에로스	*Cupid* 쿠피드	Cupid 큐피드	사랑
Psyche 프시케	*Psyche* 프쉬케	Psyche 사이키	정신
Rhea 레아	*Cybele* 퀴벨레	Cybele 시빌레	
Tyche 티케	*Fortuna* 포르투나	Fortune 포천	행운
Eos 이오스	*Aurora* 아우로라	Aurora 오로라	극광
Helios 헬리오스	*Sol, Sola* 솔		
Selene 셀레네	*Luna* 루나		
Leto 레토	*Letona* 레토나		

 『메디컬 오디세이』를 통해 필자의 관심과 집필 의도가 세상에 밝혀지자 많은 분들이 관심을 가지시고 조언과 수고를 해주시어 책의 내용이 더 풍부해졌습니다.

 옥인돈 선생님(포항 세명기독병원)께서는 『메디컬 오디세이』를 꼼꼼히 읽으시고는 오탈자를 일일이 지적해주셨습니다. 최재철 교수(제주대 신경과학)께서는 샌프란시스코 대학교 도서관에서 많은 고서 속에서 카두세우스를 출판사 엠블럼으로 사용한 책들을 찾아주셨고, 김종국 교수(동아대 의대 신경과학)는 독일 뷔르츠부르크에서 뢴트겐 연구소 사진을, 노미숙 교수(동아대 의대 병리학)는 뉴욕 록펠러센터의 아틀라스 청동상을, 성악가 김훈(제주도립합창단)께서는 밀라노의 라 스칼라 극장과 바티칸의 라오콘 석상을, 매제 정영학은 중국에서 시클로와 부산에서 팬파이프를, 제주대 의전원의 박다원, 권정우, 장준혁, 이연수, 김나영 이렇게 다섯 학생들은 필자의 부탁을 받고 프랑스 몽펠리에 대학교를 직접 방문하여 멋진 사진들을 찍어 필자가 책에 싣도록 허락하셨습니다. 후배 오영미 과장(광주 SKJ병원)은 어원학에 관한 귀중한 서적을 구해주셨습니다.

 신경진 교수(인제대 의대 신경과학)는 오리온이 멋지게 나온 야경을, 천상명 교수(동아대 의대 신경과학)는 아테네의 파르테논 신전 사진과 아스클레피오스 석상 사진을, 이승구 교수(연세대 의대 영상의학)께서는 카두사의 머리처럼 보이는 혈관 기형의 방사선 소견 사진을 필자가 사용하는 데 기꺼이 허락해주셨습니다.

동창 송희용(롯데건설)은 요르단에서 직접 촬영한 페트라 유적지 사진을, 김태헌(성남 예원이비인후과의원)은 터키 아스펜도스 원형극장 사진을 이 책에 실을 수 있도록 허락해주었습니다. 조철민 원장(부산 메트로병원)은 티타늄 합금으로 만든 인공 관절을, 하용수 사장(이탈리아 로디 레아)은 레아 엠블럼을 보내주었지만 지면 관계상 실리지 못했습니다. 하지만 그 수고에 대한 고마움마저 사라지는 것은 아닙니다.

조성식 교수(제주대 중문학과)께서는 중국 신화에 관련된 많은 조언을, 강주영 교수(제주대 법학전문대학원)는 독일어 문서의 해독에 도움을 주셨고, 신영전 교수(한양의대 예방의학)께서는 대한의사협회 회장에 대한 연구를 통해 필자의 오해를 지적하시면서 귀중한 자료 사진을 제공해주셨습니다. 강기수 교수(제주대 소아과학)께서는 신생아 황달에 대한 광치료와 관련해 조언을 주셨으며, 김영돈 교수(제주대 소아과학)께서는 신생아실 사진 취재와 게재를 허락해주셨습니다. 전선권 대표(제주도 그리스 신화박물관)께서는 관련 자료의 제공과 소장품들의 사진 촬영 및 게재를 허락해주셨고, 임덕 원장님(임덕방사선과의원)과 현대훈 사장님(국시트멍)께서는 멋진 간판과 옥호를 사용하도록 허락해주셨습니다.

바다 건너 동아대학교병원 신경과학교실의 교수님들과 의국 동문들은 가장 열정적으로 『메디컬 오디세이』를 지지해준 독자들이십니다. 동문들의 많은 관심과 뜨거운 성원이 없었다면 새 책을 써볼 엄두도 못 내었을 것입니다. 늘 소속 동문의 한 사람으로 긍지와 보람을 느끼며 산다는 점 꼭 전하고 싶습니다. 가까이서 계신 제주도 지역 여러 선생님들, 제 책의 출간 소식을 제일 먼저 알고 반겨주셨습니다. 언제나 변함없는 지지와 응원에 감사드립니다.

제주도를 인연으로 만난 친우 강병철은 자료 사진 촬영을 위해 캐나다 밴쿠버에서 미국 시애틀까지 운전과 고단한 여행을 마다하지 않았습니다. 병철과 그 가족들에게도 감사와 사랑의 말씀을 전합니다.

고향 부산에 계신 아버님은 아들의 자료 취재에 운전을 도맡아주시는 수고와 길동무를 자청하셨습니다. 아버님 그리고 동생들과 그 가족이 아니라면 이 여행길이 얼마나 힘들었을지 모릅니다. 사랑하는 아들과 딸은 여행 중에 아빠를 위해 사진을 찍어 오거나 자료를 사 오기도 했고 아빠의 짓궂은 자료 촬영에도 응해주었습니다(이 책 속에 보면 숨은 그림 찾기처럼 등장합니다). 아내는 호기심이 넘쳐나는 남편의 곁을 지키면서 언제나 최초의 독자가 되어주었습니다. 가족 모두가 필자의 고단한 여행에 늘 동반자가 되어주었습니다. 사랑하고 감사합니다. 늘 부끄럽지 않은 아들로 형으로 오빠로 아버지로 남편으로 살겠습니다.

이렇게 보니, 필자의 이름 하나만 저자의 이름으로 실리지만 실상 많은 분들이 이 책의 공동의 저자이십니다. 여러 분들의 따뜻한 사랑, 배려, 지지를 늘 기억하겠습니다. 그리고 앞으로도 더 노력하겠습니다. 이 외에도 언급되지 못한 분들의 도움을 일일이 열거하지 못하는 점 양해의 말씀을 올립니다. 마지막으로 출판 작업 중 보이지 않는 곳에서 큰 수고를 해주신 김경아 편집자님께도 감사드립니다. 그리고 출판을 결심해주신 도서출판 한울 김종수 사장님께도 깊이 감사드립니다.

2014년 5월 박지욱

21세기연구회. 2001. 『지명으로 보는 세계사』. 김향 옮김. 시공사.

가톨릭대학교 라틴어연구소 엮음. 2006. 『라틴 한글 사전』. 가톨릭대학교 출판부.

골래허, 데이비드. 2004. 『할례, 포경수술, 성기훼손: 세계에서 가장 논쟁이 된 외과수술의 역사』. 변기찬·이정 옮김. 문학디자인.

구드리히, 게롤트 돔머무트. 2001. 『(클라시커 50) 신화』. 안성찬 옮김. 해냄.

대한의사협회 의학용어위원회. 『의학용어 5집』. http://term.kma.org.

대한의사협회·질병관리본부·예방접종심의위원회. 2005. 『예방접종 대상 전염병의 역학과 관리: 예방접종 실시 기준 및 방법』.

더핀, 재컬린. 2006. 『의학의 역사: 한 권으로 읽는 서양 의학의 역사』. 신좌섭 옮김. 사이언스북스.

덴디, 레슬리. 2006. 『기니피그 사이언티스트: 자기를 생체실험한 과학자들』. 최정원 옮김. 다른.

로빈슨, 토니. 2005. 『불량직업 잔혹사: 문명을 만든 밑바닥 직업의 역사』. 신두석 옮김. 한숲출판사.

몬모니어, 마크. 2006. 『지도전쟁: 메르카토르도법의 사회사』. 손일 옮김. 책과 함께.

볼란, 진 시노다. 2003. 『우리 속에 있는 지혜의 여신들』. 이경미 옮김. 또하나의문화.

불핀치, 토마스. 2000. 『그리스 로마 신화』. 박경미 옮김. 혜원출판사.

섯클리프 A. 1974. 『과학사의 뒷얘기 III』. 이병훈·박택규 옮김. 전파과학사.

세이컨, 칼. 2001. 『에필로그: 칼 세이건이 인류에게 남긴 마지막 메시지』. 김한영 옮김. 사이언스북스.

손택, 수전. 2002. 『은유로서의 질병』. 이재원 옮김. 이후.

아시모프, 아이작. 1999. 『신화 속으로 떠나는 언어여행』. 김대웅 옮김. 웅진.

예병일. 1999. 『의학사의 숨은 이야기』. 한울.

오비디우스. 1998. 『변신이야기』. 이윤기 옮김. 민음사.

윤일권·김원익. 2004. 『그리스 로마 신화와 서양문화』. 문예출판사.

이부세 마스지. 1999. 『검은 비』. 소화.

이윤기, 2000. 『이윤기의 그리스 로마 신화: 신화를 이해하는 12가지 열쇠』, 1~5. 웅진
     지식하우스.

_____. 2002. 『길 위에서 듣는 그리스 로마 신화』. 작가정신.

장영란. 2001. 『신화 속의 여성, 여성 속의 신화』. 문예출판사.

정상우, 2009. 『의학 어원론』. 군자출판사.

주아나, 자크. 2004. 『히포크라테스』. 서홍관 옮김. 아침이슬.

카잔차키스, 니코스. 2000. 『그리스인 조르바』. 이윤기 옮김. 열린책들.

쾰마이어, 미하엘. 2002. 『그리스 신화』. 유혜자 옮김. 현암사.

터닐, 레지널드. 2005. 『달 탐험의 역사』. 이상원 옮김. 성우.

페루츠, 막스. 2004. 『과학자는 인류의 친구인가 적인가』. 민병준 옮김. 솔.

푸코, 미셸. 2003. 『감시와 처벌』. 오생근 옮김. 나남.

하라다 마사즈미. 2006. 『(끝나지 않은 아픔) 미나마타 병』. 김양호 옮김. 한울.

헤시디오스. 2003. 『신통기』. 이윤기 옮김. 민음사.

호메로스. 2007. 『일리아스』. 천병희 옮김. 도서출판 숲.

≪가톨릭신문≫

≪내셔널 지오그래피≫ 한국어판, 2005년 11월호.

A~Z

angioedema 혈관부종 197

mortification 괴저壞疽, gangrene 240

mastectomy 유방절제술 276

hydronephrosis 물콩판증, 수신증 286

aesthetic surgery 심미審美외과 145

Ammon's horn 암몬의 뿔 217

amnesia 기억상실증 171

anesthesia 마취 146~147

angina pectoris 협심증 278

Apollo 11 disease 아폴로 눈병 184

arachnoid membrane 거미막, 지주막 259

artery pedis dorsalis 발등에 있는 동맥 198

asbestos wire gauze 석면철망 110

asbestosis 석면 폐증 110

asphyxia 질식 200

auricle 오리클 78

black tar heroin 블랙 타르 헤로인 306

caput medusae 메두사머리 299

carcinome 카시놈 287

castration complex 거세공포 156

cauterization 소작법 285

chiasm(a) 키아즘 142

chromatography 크로마토그래피 177

chromosomal chiasm 염색체 교차 142

chromosome 염색체 177

chronic 시간이 지난, 만성慢性 177

circumcise=cut around 포경수술(할례) 하다 165

clinic 클리닉 31

clinoid process 침대돌기 31

cochleal duct 달팽이관 80

cornea 각막角膜 217

cornu Ammonis 암몬의 뿔, 측두엽 안쪽 에 말려 올라간 지역 217, 221

cosmetic dermatology 미용 피부학 144

cosmetic surgery 미용美容외과, 미용(성형) 수술 143~145

cryptomnesia 잠재기억 171

cycloplegia 조절마비 163

cyclops 단안증 160

cycloserine 사이클로세린 160

cytomegalovirus CMV 거대세포 바이러스 159

diacetylmorphine 디아세틸모르핀 305

Dracunculus medinensis 메디나충 26

dysesthesia 이상감각 147

echocardiography 심(장)초음파검사 229~230

echolalia 반향언어증 229

Electra Complex 엘렉트라 콤플렉스 203

electrothanasia 감전사 88

emesis 구토 174

emetic 구토유발, 구토제 174

endocrinology 내분비학 298

epidural 경막 위의 169

epigastriium 상복부, 명치끝 169

epiglottis 성대 위에 있는 후두덮개 169

epinephrine 에피네프린 169

epithalamus 시상상부 169, 215

esthesia 감각 146~147

ether 에테르 148~149

Eustachian tube 유스타키오 관 78

euthanasia 안락사 88

f(o)eticide 낙태 198

fibrin 피브린 243

flap 피판 144

fructose 과당果糖 284

galactose 갈락토스 284

gene 유전자 151

genetics 유전학 151

genome 게놈 151

geographic atrophy 지도모양 위축 150

geographic stomatitis 지도모양 입안(구

내)염 150

geographical tongue 지도모양의 혀 150

geomedicine 기후환경의학 150

geopathology 기후환경병리학 150

geophagy 흙먹기증土食症 150

geriatic medicine 노인의학 93

geriatrics 노인의학 208

gerontology 노인학 93

gigantism 거인증 157

glucose 포도당 284

Halcion 할시온 91

hebephrenia 파과증破瓜症 212~213

helicotrema 헬리코트레마 80

hepatomegaly 간肝 비대 159

heroin 헤로인 304

hippocampus 해마 217~218

humoral immunity 체액 면역 178

hydralazine 히드랄라진, 혈압 강하제 286

hydrocephaly 수두뇌증 286

hydrotherapy 물치료 286

hygiene 위생 36

hymen 처녀막 215~216

hyperactivity 과잉행동 168

hyperbaric 고압력 168

hyperemesis gravirarum 임신 (초기의 심

한) 입덧 174

hypertension 고혈압 168

hypertrophy 비대 168

hypesthesia 감각저하 147

hypnagogic 잠이 드는 54

hypnagogic 잠이 들 무렵의 입면入眠
　54, 89

hypnopompic 잠이 깰 무렵의 각면覺眠
　54, 89

hypnosis 최면 88

hypnotic 수면의, 수면제, 최면의 89

hypothalamus 사상하부 215

iatrogenic 의인성醫因性 208

Incus 모루뼈 79

iodine tincture 요오드팅크 122~123

iridoplegia 홍채iris 마비, 강 163

Itai-itai disease 이타이이타이 병
　イタイイタイ病 110, 116

karyon (세포) 핵核 133

labyrinth 미로 72~73

lactose 락토스, 유당乳糖 284

lethal 치사致死, 치명적인, 건망증의 235

lethalgic 무기력 235

lethality 치사율 235

lupus vulgaris 보통 루푸스 246

lymphedema 림프부종 197

Malleus 망치뼈 79

maltose 말토스 284

mammoplasty 모양을 만들다 278

megacardia 거대 심장 159

megacolon 거대 결장 159

megaloblast 큰적혈구모세포 159

megalocytosis 큰적혈구 증가증 159

megalomania 과대망상증 159

melatonin 멜라토닌 246

mercuro-chrome 머큐로크롬 122

mesothelioma 중피종 110

Minamata disease 미나마타 병 122

morphea 국소피부경화증 92

morphin 모르핀 92, 305

mortuary 영안실 240

myxedema 점액부종 197

nanomedicine 나노의학 157

narcissism 자기애自己愛 231

narcolepsy 기면증sleep attack 232

narcosis 마취, 혼수 232

narcotics 마취제, 수면제, 최면제 232

nasopharynx 나조파링크스 78

needle phobia 주사 바늘 공포 227

neur(o)asthenia 신경쇠약증 152

neurology 신경학(과) 152

neurosis 신경증 152

nocturnal amblyopia 야간 약시 93

nocturnal blindness 야맹증 93

nocturnal enuresis 야뇨증 93

noso 질병 93

nosocomial 병원에서 생기는 93

noxa 해harm 93

noxious 상처를 주는, 해로운, 나쁜 93

nucleola 인, 핵소체 133

nucleus (원자) 핵核 133

Oath of Hippocrates 히포크라테스 선서 21

Oedipus complex 오이디푸스 콤플렉스 202

optic chiasm 시신경 교차 142

orthopedics 정형외과 197

ossicle 이소골耳小骨 78~79

osteotomy 절골술 232

otolith 이석耳石 79

oxytetracycline 옥시테트라사이클린 153

panacea 만병통치약 226

pancreas 췌장 226

panic 공포 222

panic attck 공황발작 222

panic disorder 공황장애 222

papilledema 시신경유두부종 197

paresthesia 감각이상 147

pathogen 병원체病原體 151

pectoralis major/minor 대/소흉근 278

pediatrics 소아과(학) 197, 208

petrose 바위 105 ☞ 추체

phosphene 섬광시, 빛이 보임 263

phospherescence 인광, 형광, 발광 263

phren 횡격막diaphragm, 마음 212

phrenic nerve 횡격막신경 212

phrenology 골상학骨相學 212

pineal gland 송과체 226

plastic surgery 성형成形외과 144~145

podiatric 족부足部의학 208

polyclinic 병원 31

post-mortem 사후死後 240

priapism 지속발기증 266

proctology 직장-항문학 169

proctoscopy 직장 내시경 169

progeria 조로증早老症 93

prostate 전립샘前立腺 169

proteus 프로테우스 균 294

psoralen 소랄렌 246

psoriasis 건선 246

psychedelic 환각의, 환각제 208

psychiatry 정신의학 208

psychoanalysis 정신분석법 206

psychopath 사이코 패스 208

psychosis 정신병 206, 208

puberty 사춘기 213~214

pubes 음모 214

pubis 두덩뼈, 치골恥骨 214

radical treatment 근치根治; 뿌리根를 뽑는
치료 126

radius 노뼈橈骨 126

reconstructive surgery 재건再建외과
144~145

rickets 구루병佝僂病 246

rigor mortis 사후 경직 240

scala 사다리, 계단 80

scala tympani 고실계단 80, 83

scala vestibule 안뜰계단 80, 83

scala vestibule 전정계단 80, 83

schizophrenia 조현병調絃病 212

semicircular canals 반고리관 80~81

sphincter 조임근, 괄약근 200

squirrhe 스키르 287

Stapes 등자뼈 79

subarachnoid membrane hemorrhage
SAH 거미막밑 출혈, 지주막하 출혈 259

subthalamus 시상밑부 215

sucrose 수크로스 284

syphilis 매독 20

syringes 주사기 225

syringobulbia 연수공동증 225

syringomyelia 척수공동증 225

temporal bone 관자뼈側頭骨 105

Terramycin® 항생제 테라마이신 152

tetracycline 테트라사이클린 160

thalamus 시상視床 215

thanatology 임종학, 사망학 88

triazolam 트리아졸람 91

trophedema 다리부종 197

tympanic membrane 고막鼓膜 78

typhus fever 발진티푸스 294

ultrasonic reflectoscope 초음파 반사경
229

ultrasonography 초음파 검사 229

uran(isc)ochasma 구개열 151

uran(isc)oplasty 구개성형술 151

uran(isc)orrhaphy 연구개봉합술 151

uraniscochasma 입천장 갈림증口蓋裂, cleft
palat 141

uraniscus 입천장, 구개 151

uranoplegia 연구개 마비 151

urobilinogen 우로빌리노겐 152

urokinase 우로키나제 152, 244

urology 비뇨기과 152

urotoxin 요독소尿毒素, 오줌독 152

uterine cornu 자궁각子宮角 217

Vaseline 바셀린 103

VDRL 매독 검사Venereal Disease Research
Laboratory slide test 267

venereal disease 성병性病 267

venereology 성병에 대한 학문 267

vestibule 전정 79

vomitus 토사물 176

Weil-Felix reaction 바일 – 펠릭스 반응
295

ㄱ～ㅎ

각막角膜, cornea 217

건선psoriasis 246

계단scala 80

고막鼓膜, tympanic membrane 78

고실계단scala tympani 80, 83

과당果糖, fructose 284

관자뼈側頭骨: temporal bone 105

구루병佝僂病, rickets 246

국소피부경화증morphea 92

귓바퀴 78 ☞ 오리클

나노의학nanomedicine 157

나조파링크스nasopharynx 78

내분비학endocrinology 298

달팽이관cochleal duct 80

등자뼈Stapes 79

디아세틸모르핀diacetylmorphine 305

락토스lactose 284

말토스maltose 284

망치뼈Malleus 79

매독syphilis 20

맥아당麥芽糖 284 ☞ maltose

머큐로크롬mercurochrome 122

메디나충Dracunculus medinensis 26

멜라토닌melatonin 246

모루뼈Incus 79

모르핀morphin 92, 305

무감각an＋esthesia 146

미나마타 병Minamata disease 122

미용 피부학cosmetic dermatology 144

바셀린Vaseline 103

바위petrose 105 ☞ 추체

바일 – 펠릭스 반응Weil-Felix reaction 295

반고리관semicircular canals 80~82

발진티푸스typhus fever 294

벌집뼈篩骨 73

보통 루푸스lupus vulgaris 246

보툴리눔 균clostridium botulinum 306

블랙 타르 헤로인black tar heroin 306

석면 폐증asbestosis 110

석면철망asbestos wire gauze 110

소랄렌psoralen(e) 246

송과체pineal gland 226

수크로스sucrose 284

스키르squirrhe 287

아폴로 눈병Apollo 11 disease 184

암몬의 뿔Ammon's horn 217

엘렉트라 콤플렉스Electra Complex 203

오리클auricle 78

오이디푸스 콤플렉스 Oedipus complex 202

옥도징키 122~123 ☞ 요오드팅크

옥시테트라사이클린oxytetracycline 153

요오드팅크iodine tincture 122~123

유스타키오 관Eustachian tube 78

이석耳石, otolith 79

이소골耳小骨, ossicle 78~79

이타이이타이 병イタイイタイ病 110, 116

자궁각子宮角, uterine cornu 217

적외선IR: infrared 램프 246

전정vestibule 79

전정계단scala vestibule 80, 83

절골술osteotomy 232

정신병psychosis 206, 208

정신분석법psychoanalysis 206

정신분열병精神分裂病 211~212 ☞ 조현병

조현병調絃病, schizophrenia 211~212

중피종mesothelioma 110

초음파 반사경ultrasonic reflectoscope 229

추체錐體 105

카시놈carcinome 287

키아즘chiasm(a) 142

토사물vomitus 176

트리아졸람triazolam 91

포도당葡萄糖, glucose 284

푸바PUVA 요법 246

프로테우스 균proteus 294~295

피브린fibrin 243

피판flap 144

할시온Halcion 91

해마hippocampus 217~218

헬리코트레마helicotrema 80

히포크라테스 선서Oath of Hippocrates 21

찾아보기_일반

ㄱ

4체액설humoral theory　178, 180~181

98육군병원 충혼비　44~45

가뉘메데Ganymede　183~184, 288~289

가스gas　96~101

가이아Gaea/Gaia　60, 135, 150, 152, 155~
156, 160, 172, 182

갈락시스galaxis　283~284

갈레노스Claudios Galenos/Galen　31, 166, 180

거미Arachne　259　☞ 아라크네

거세castration　156~157, 172

게crab　285~286

게라스Geras　92~93

게르마노 성인　35

게스트MM Guest　244

게자리Cancer　286~287

건강부회牽强附會　233

고체solid　96

국방부　37~38, 44

굴원屈原　141

그노티 세아우톤 γνῶθι σεαυτόν　64

그래시아Graecia　34　☞ 그리스

그리스Greece　34

그리핀/그리폰Griffin/Griffon　272, 274~275

글루크Christopher W. Gluck　232

금성Venus　118, 267　☞ 비너스

기간테스Gigantes　156~157, 185

ㄴ

나르키소스Narkissos　227~232

낙소스Naxos 섬　76, 88

낙태f(o)eticide　198

남회귀선The Tropic of Capricon　287

내분비학endocrinology　298

넵투늄neptunium　119

닉스(닉스)Nyx　92~93, 140, 147

니오븀niobium　119

ㄷ

다이달로스(다이달루스)Daedalos(Daedalus)
70~72, 75, 78, 81~82, 85~87

단백질protein　293

달Moon　118

대서양大西洋　187

대한의사협회　37, 39, 46

대한의학협회　47~48

데메테르Demeter　27, 172, 236

데이모스Deimos　266

델포이(델피)Delphoi(Delphi)　61, 63~64, 68,
198~199, 201, 291

델포이의 신탁 61, 64, 198

도감圖鑑 atlas 190 ☞ 아틀라스

도일, 코난Sir Arthur Conan Doyle 14~15, 146

뒤러Albrecht Durer 178~179, 181

드소Pierre Desault 144

디오뉘소스(디오니수스)Dionysos(Dionysus)
76, 215, 257~258, 266, 272

디케Dike 170~171

ㄹ

라 스칼라La Scala 82~83

라Ra 249

라다만튀스Rhadamanthys 289

라듐 125, 128~132

라비린토스Labyrinthos 72~75, 78~79, 81~
82, 85~86

라오콘Laocoon 309

라이오스Laios 196, 199, 289, 291

라케시스Lackesis 237~238

러더퍼드Ernest Rutherford 132

레아Rhea 155, 167, 170, 173~174, 182

레이놀즈Frederick Reynolds 40~42

레이리오페Leiriope 228

레테Lethe의 강 233~235

레토Leto 60~61, 170, 182

로도스Rhodos 266

뢴트겐Wilhelm Conrad Rontgen 130, 134

리라Lyra, 竪琴 18

ㅁ

마방진魔方陣, magic square 181

마이아Maia 18

마장디François Magendie 92, 174

만신전萬神殿 226 ☞ 판테온

매사추세츠 종합병원 149

맬서스Thomas Robert Malthus 270~271

맬서스의 허리띠Malthusian Belt 270~271

메두사Medusa 188, 260~262, 296~299

메르카토르, 헤라르뒤스Gerardus Mercator
188~190

메르쿠리우스Mercurius 19, 117, 119
☞ 헤르메스

메아리echo 229 ☞ 에코

메탄 98, 100

메티스Metis 167, 173~175, 256

멜라아이Meliai 156

멜랑콜리아Melencolia 178~181

모르타Morta 239~240 ☞ 아트로포스

모르페우스Morpheus 90, 92

모모스Momus 92

신화 속 의학 이야기

모이라이Moirae 237~238

모턴William TG Morton 148~149

목성Jupiter 118, 267

물뱀자리Hydra 286

물총새kingfisher bird 90~91

뮤즈Muse 170, 199, 215, 297, 300

므네모쉬네Mnemosyne 155, 167, 170~171

미네르바Minerva 257 ☞ 아테나

미노스Minos 66~74, 85~87, 111, 289

미노타우로스(미노타우루스)Minotauros
(Minotaurus) 70~72, 75~76, 78, 81~82,
111, 272

밀라노Milano 82~83

밀레토스Miletos 68, 289

ㅂ

바셀린Vaseline 103

방사능radio-activity 125~129, 131~132, 135

백과사전cyclopedia 160

뱀주인자리Ophiuchus=Serpentarius 28~29

베누스Venus 263, 267 ☞ 아프로디테

베살리우스Andreas Vesalius 28~29

베크렐, 앙리Henri Becquerel 124~125,
130~131

벨, 조지프Joseph Bell 15~16

벨라돈나belladonna 238

벨로드롬velodrom(e) 164

브란트Henning Brand(t) 263

비너스Venus 263, 269~270 ☞ 아프로디테

비너스의 벨트Belt of Venus, Venus's Girdle
269~270

비투스 성인 35

ㅅ

사수자리 287

사이렌Siren 272, 300, 302~303 ☞ 세이렌

사이클 160 ☞ 자전거

사이클로드롬cyclodrome 160

사이클론cyclone 160

사투르누스Saturnus 172 ☞ 크로노스

살라만드라Salamandra 98~110

살마키스Salmacis 272~273

살충제insecticide 104, 110, 198

삼투압osmotic pressure 248

석유petroleum 101~104

성적 흥분aphrodisia 267

세계보건기구WHO 52

세륨cerium 119

세이렌Seiren(Siren) 300~303

셀레네Selene 119, 167, 182

셀레늄selenium 119

소벨Michael Sobel 244

소포클레스Sophocles 201

솜누스Somnus 89~90 ☞ 휘프노스

수선화narcissus 230~231

수성Mercury 118, 267

수소 98, 286

수은hydrargyria, quicksilver 19~20, 117~123

쉬링스Syrinx 222~225, 227

스키테scythe 118, 156, 172, 263, 267

스틱스Styx 강 234

스트렙토키나제streptokinase(SK) 244

스트롬마이어Friedrich Strohmeyer 114

스파르토이Spartoi 113

스핑크스Sphinx 199~200, 272~274, 291

쌍둥이자리 287

○

아가멤논Agamemnon 왕 203~205, 309

아게노르Agenor 왕 111

아도니스Adonis 266

아드메토스Admetos 왕 61

아라크네Arachne 257, 259

아레스Ares 114, 118, 182, 243, 265,
    267~268, 282

아르고Argo 호 300

아르고스Argos 68

아르모니아Harmonia 264~265

아르카디아Arcadia 들판 222

아르테미스Artemis 24, 26, 35, 61, 170,
    182, 203~204, 257

아리아드네Ariadne 74~78, 88

아리아드네의 실타래 75

아마조네스Amazones 276~278

아말테이아Amaltheia 173, 175, 282

아메이니아스Ameinias 228, 230

아산화질소nitrous oxide 148~149

아스클레피오스(아스클레피우스)
    Asklepios(Asclepius) 20~21, 23~37,
    41~42, 45~47, 49~54, 57, 60~61,
    117, 170, 236, 287

아이게우스Aegeus 73~74, 77

아이기스Aigis 260 ☞ 이지스

아이기스토스Aegisthos 왕 205

아이네이아스Aeneas 266

아이스쿨라피우스Aesculapius 30~31
    ☞ 아스클레피오스

아이올로스Aeolos 91

아이테르Aether 93, 147~148

아킬레우스Achilleus 25, 29, 68, 171, 203,

291, 304

아테나Athena　68, 119, 184, 207, 257~
261, 268, 282, 296~298, 308

아테네Athens　30, 68, 73, 76, 112, 257

아트로포스Atropos　237~239

아트로핀atropine　238~239

아틀라스Atlas　184~193

아틀라스 산맥Atlantic Mountains　188

아틀란티스Atlantis　186~187

아파테Aphate　93

아편opium　92

아폴로니아 성인　35

아폴론Apollon　18, 21, 24~25, 27~28, 34~
35, 60~65, 68, 111~112, 170, 182~
184, 215, 224, 243, 249~250, 288,
307, 309

아프로디테Aphrodite　68, 70, 74, 114, 118,
156, 207~208, 215, 261, 263~269,
271~272

아프로디테의 허리띠　269~271
　☞ 비너스의 벨트

안키세스Anchises　266

안토니오 성인　35

알부민albumin　293

알케스티스Alkestis 왕비　61

알크메네Alcmene　283

알타이Altai　275

암모나이트ammonite　220~221

암몬Ammon　216~217, 219~221

암몬의 뿔Ammon's horn　216~217, 220~221

액화 석유 가스LPG　99

액화 천연 가스LNG　100

에게 해Aegean Sea　67, 77, 90

에들러Inge Edler　229

에레보스Erebus　92, 147

에로스Eros　207~211, 261, 265

에리뉘스Erinyes　156

에리스Eris　93, 182, 282

에릭스Eryx　266

에메틴emetine　174, 256

에우로페Europe　66, 111~112, 119

에우뤼디케Eurydice　234

에코Echo　228~232

에테르ether　147~149

에테르 돔Ether Dome　149

에피다우로스Epidauros　30~32

에피메테우스Epimetheus　168, 226

엘렉트라Electra 공주　204~205

엠페도클레스Emphedokles　180

연금술alchemy　19~20, 117~120, 132, 263

염화불화탄소CFC 247
영아 살해infanticide 198
오뒤세우스Odysseus 160~161, 300~302
오레스테이아Oresteia 205
오르페우스Orfeus 27, 232, 234, 302
오리온Orion 241~243, 245, 247, 257
오비디우스Ovidius 30, 92, 140~141, 151
오이디푸스Oedepus 113, 193, 196, 198~
　　203, 205, 289, 291
오이쥐스Oizys 93
오존ozone 247~248
오케아노스Okeanos 140, 155, 167, 171, 292
왓슨, 존John Watson 15
요단 강Jordan River 234
우라노스(우라누스)Ouranos(Uranos, Uranus)
　　60, 119, 124, 134~135, 150~151,
　　155~156, 172~173, 182, 263
우라늄 119, 124, 128~130, 132~135, 159
우로키나제urokunase 152, 242, 244
우리온(O)urion 241 ☞ 오리온
웃음 기체laughing gas 148
워런John C. Warren 148~149
웰스Horace Wells 148~149
유로퓸europium 119
유방절제수술 276~277

유엔군 의료지원단 기념탑 52
유피테르Jupiter 219, 221 ☞ 제우스
의술의 신 20~21, 23~24, 29~31, 36, 60
　　☞ 아스클레피오스
이기주의egoism 211
이리듐iridium 119
이리스Iris 90, 119, 163
이아손Iason 25, 304
이아페토스Iapetus 155, 167~168
이오스Eos 167
이오카스테Iocaste 왕비 196, 199, 201
이올라오스Iolaus 285
이지스Aegis 260~262
이카로스(이카루스)Icaros(Icarus) 86~87
이피게니아Iphigenia 203~205
일리아드Illiad 30
일산화탄소carbon monoxide 98~99

ㅈ

자살suicide 91, 198~199, 201, 230
자전거cycle 160, 162, 164
장의사葬儀社, mortician 240
전기electricity 114, 205
제르튀르너Wilhelm Friedrich Serturner 92
제멜바이스, 이그나즈Ignaz Philipp Semmelweis

310

제우스Zeus 18, 27~29, 60~61, 66~68, 90,
111~112, 118, 170~171, 173~176, 178,
181~185, 187, 201, 212, 219, 241, 249,
256~258, 260~261, 263, 265, 267~269,
282~283, 285, 288~289

제퓌로스(제피로스)Zephyros(Zephyrus) 288

조선의학협회 43, 47~48

졸리오-퀴리, 프레데리크Frederic Joliot-Curie
130

중성자neutron 132

지리학geography 150

지질학geology 150

진 시황秦始皇 120, 251

ㅊ

처녀생식parthenogenesis
256, 259~260, 282

처칠John Churchil(출판업자) 40

천동설天動說, geocentrism 150

천마天馬 274~275

천문학uranology(=astronomy) 151, 267

천왕성Uranos 124, 267

청호반새halcyon pileata 91

최면장催眠杖 18

최음제催淫劑 aphrodosiac 211, 267

치즈브로Robert Augustus Cheesebrough 102

ㅋ

카니발리즘cannibalism 71 ☞ 식인 습성

카두세우스Caduceus 16~20, 25, 36~54, 57,
118, 243

카드모스(카드무스)Kadmos(Cadmus) 왕자
111~116, 119, 196

카드뮴Cadmuim 110, 114~116

카론Charon 55, 234, 236

카리테스Charites 264

카산드라Cassandra 205, 307~310

카오스chaos 96, 139~141, 143, 150

케르베로스Kerberos 234, 236

케리케이온Kerykeion 18~19

케피소스Kephissos 228, 232

켄타우로스(켄타우루스)Centauros(Centaurus)
종족 25, 272, 274~275

코로니스Coronis 공주 24, 26, 30

코스Kos 섬 31

코스모스cosmos 138, 143

코이오스Coeus 155, 167

퀴리, 마리Marie Curie 127~132

퀴리, 이렌Irène Curie 129~132

퀴리, 피에르Pierre Curie 127~132

퀴리Ci 131

퀴클로페스(사이클롭스)Kyklopes(Cyclopes)
    28, 61, 155, 160~161, 185

퀸티오 성인 35

크레타Crete 섬 57, 66~67, 69~70, 72~73,
    76, 85, 111~112, 170, 173, 289

크로노스(크로누스)Kronos(Cronus) 66, 68,
    118, 155~156, 167, 170, 173

크리오스Krios 155, 167

클라프로트Martin Heinrich Klaproth 124, 157

클로토Clotho 237~238

클뤼타임네스트라Clytaemnestra 왕비
    203, 205, 309

키론Chiron 274

키마이라(키메라)Chimaira(Chimera)
    272, 274~275

키벨레Cybele 170 ☞ 레아

키프로스Cyprus 섬 264

ㅌ

타나토스Thanatos 88~89

타르타로스/타르타루스Tartaros/Tartarus 88,
    185

타이레시아스Tiresias 201

타타르Tatar 족 88

탄탈룸tantalum 119

탈라리아Talaria 18~19

태아 살해 198 ☞ 낙태

테라Terra 152

테레지아, 마리아Maria Theresia 여왕 82

테미스Themis 155, 167, 171, 256

테베(테바이)Thebes(Theba) 112, 114, 116,
    119, 196~197, 199, 219, 273, 291, 305

테살리아Thessalia 24, 30, 90~91

테세우스Theseus 74~77, 85, 296, 304

테이아Theia 155, 167

테튀스Tethys 155, 167, 171

테티스Thetis 68

텔루륨tellurium 119

토근吐根, ipecac 174~175

토륨thorium 119

토성Saturn 118, 124, 167~168, 172, 180,
    267

튀폰Typhon 185

트리톤Triton 292

티타노마키아Titanomachia 176, 185~186

티타늄titanium 119, 157~158

티탄titan 60, 68, 119, 155~157, 167, 172,
    176, 184~186, 189~190, 219

ㅍ

파나케이아Panacea　226

파노라마panorama　226

파도바(파두아) 대학Padua University　83

파라셀수스Paracelsus　120~121

파르테논Parthenon 신전　260, 262

파리스Paris　207, 257, 261, 268~269,
　307~308

파시파에Pasiphae　67, 69~71, 289

파타Fata　237　☞ 모이라이

파트로클레스Patrokles　291

판Pan　222~227

판도라Pandora　226

판테온Pantheon　226

팔라듐palladium　119

팜 파탈femme fatale　237, 239, 302

패리시John Parrish　246

페가소스(페가수스)Pegasos(Pegasus)
　272, 274, 296~297

페니키아Phoenicia　66, 111~113

페르가몬Pergamon　31

페르미Enrico Fermi　132~133

페르세우스Perseus　188, 260, 296~298

페르세포네Persephone　27, 63, 235~236

페이토Peitho　264

페타소스Petasos　18~19

펠르티에Pierre Pelletier　174

포보스Phobos　266

포세이돈Poseidon　67~70, 87, 119, 134,
　172, 176, 184, 217, 219, 241,
　266~268, 289, 292, 296~297, 309

포스포로스Phosphorus　263　☞ 아프로디테

포에니Phoeni　113

포이베Phoibe　155, 167, 170

포토스Pothos　264

폴로늄polonium　128

폴리보스Polybus　196

푸리아Furia　156　☞ 에리뉘스

퓌톤Python　60~61, 65

퓌티아Pythia　61, 63

프뉴마 퓌토나pneuma phytona　65

프레온　247　☞ 염화불화탄소

프로메테우스Prometheus　119, 168, 185, 187

프로메튬prometium　119

프로이트Sigmund Freud　156

프로크루스테스Procrustes　232

프로테우스Proteus　292

프리아포스Priapos　266, 272

프쉬케Psyche　207~210

플라스미노겐 활성화물질plasminogen activator

244

플루토Pluto   119, 134, 236   ☞ 하데스

플루토늄plutonium   119, 134~135

핀센Niels R. Finsen   246

필로테스Philotes   92

ㅎ

하데스Hades   18, 27, 63, 88, 134, 172, 176,
   234~237

하비William Harvey   166

하우저Gustav Hauser   294

한국가톨릭의사협회   57

할시온Halcion   91

할퀴오네(할시오네)Halkyone(Halcyone)
   90~91

해Sun   118

해부극장Teator anatomica   83

핵분열nuclear fission   132~134

허셜 경Sir William Herchel   124

헉슬리, 올더스Aldous Huxley   270

헤라Hera   25, 68, 90, 125, 172, 182~184,
   201, 207, 212, 228, 256, 260~261,
   265, 268~269, 282~284

헤라클레스Hercules   25, 29, 74, 213, 234,
   276, 282~283, 285~286

헤르마프로디테Hermaphrodite   266, 272~273

헤르메스Hermes   16~20, 35~38, 42, 47,
   50, 54~55, 57, 89, 116~120, 241, 243,
   261, 266~268, 272, 282

헤르메스의 지팡이   16~19, 35~38, 54, 57

헤르츠Carl H. Hertz   229

헤메라Hemera   93

헤버든William Heberden   278

헤베Hebe   182, 212~213, 264, 282

헤브라이즘Hebraism   34

헤스티아Hestia   172

헤시오도스Hesiodos   92, 140~141

헤카톤케이레스Hekatoncheires   155

헤파이스토스Hephaistos   256~257, 260,
   265, 268, 282

헥토르Hektor   291, 307

헬라스Hellas   34

헬레니즘Hellenism   34, 57, 117

헬륨helium   119

헬리오스Helios   67, 70, 119, 167, 170,
   182, 249

헬몬트Jan Baptista van Helmont   96~97

현무玄武   272

형태학morphology   92

호라이Horai   264

호메로스Homeros 30

홈스, 셜록Sherlock Holmes 14~16

홈스, 올리버 웬들Oliver Wendell Holmes 146

홍채iris 163~164

화성Mars 118, 267

휘드라Hydra 285~286

휘리에우스Hyrieus 241

휘메나이오스Hymenaeos 215

휘아킨토스(히아킨투스)Hyakinthos(Hyacinthus)
  288, 290

휘페리온(하이페리온)Hyperion
  155, 167~168, 170, 182

휘프노스Hypnos 88~90

히기에이아Hygieia 21

히메로스Himeros 264

히멘Hymen 215~216 ☞ 휘메나이오스

히아신스hyacinth 289

히포크라테스Hippocrates
  17, 21~23, 30~31, 50, 55, 180, 287

히포크레네Hippocrene 297~298

지은이 **박지욱**

1966년에 부산에서 태어났다. 현재 박지욱신경과의원 원장이다. 동아대학교 의과대학을 졸업하고 동아대학교병원에서 신경과 전문의 과정을 마쳤고 1996년부터 제주에 살고 있다. 틈틈이 의학과 인문학, 예술의 결합을 위한 다양한 시도를 한 결과 '한미수필문학상'(2006, 2007)을 수상했고, 『메디컬 오디세이』(한울, 2007)를 썼다. 질병과 의료 역사에 대한 몇 편의 논문을 전문 학술지에 썼지만 글쓰기의 주된 무대는 ≪청년의사≫, ≪메디포≫, ≪의협신문≫, ≪한라일보≫, ≪헬스중앙≫ 등의 온/오프라인 지면이다. 2013년부터는 KBS 1라디오 〈이충헌의 라디오 주치의〉에서 의학과 역사, 인체에 대한 이야기를 들려주고 있다.

신화 속 의학 이야기

ⓒ 박지욱, 2014

지은이 | 박지욱
펴낸이 | 김종수
펴낸곳 | 도서출판 한울
편집 | 김경아
디자인 가이드 | 이희영
표지·본문 디자인 | 김진선

초판 1쇄 인쇄 | 2014년 5월 15일
초판 1쇄 발행 | 2014년 5월 30일
주소 | 413-756 경기도 파주시 파주출판도시 광인사길 153 한울시소빌딩 3층
전화 | 031-955-0655
팩스 | 031-955-0656
홈페이지 | www.hanulbooks.co.kr
등록번호 | 제406-2003-000051호

Printed in Korea
ISBN 978-89-460-4871-3 03510
* 책값은 겉표지에 있습니다.

이 도서의 국립중앙도서관 출판시도서목록(CIP)은 서지정보유통지원시스템 홈페이지(http://seoji.nl.go.kr)와 국가자료공동목록시스템(http://www.nl.go.kr/kolisnet)에서 이용하실 수 있습니다.
(CIP제어번호 : CIP2014014471)